中国常见妇科恶性肿瘤诊治指南（2019）

中国抗癌协会妇科肿瘤专业委员会组编

主　编　周　琦

副主编　吴小华　刘继红　朱笕青　李　力

　　　　向　阳　白　萍　盛修贵

U0190679

重庆大学出版社

图书在版编目（CIP）数据

中国常见妇科恶性肿瘤诊治指南 . 2019 / 周琦主编
.-- 重庆：重庆大学出版社，2019.6（2020.8 重印）
ISBN 978-7-5689-1538-0

Ⅰ.①中… Ⅱ.①周… Ⅲ.①妇科病—肿瘤—诊疗—
指南 Ⅳ.① R737.3–62

中国版本图书馆 CIP 数据核字 (2019) 第 066462 号

中国常见妇科恶性肿瘤诊治指南（2019）

ZHONGGUO CHANGJIAN FUKE EXINGZHONGLIU ZHENZHI ZHINAN

主 编 周 琦
策划编辑：杨粮菊 杨 黎
责任编辑：陈 力 龙 亮　　版式设计：常 亭
责任校对：万清菊　　　　　责任印制：张 策

*

重庆大学出版社出版发行
出版人：饶帮华
社址：重庆市沙坪坝区大学城西路 21 号
邮编：401331
电话：（023）88617190　88617185（中小学）
传真：（023）88617186　88617166
网址：http://www.cqup.com.cn
邮箱：fxk@cqup.com.cn（营销中心）
全国新华书店经销
重庆市正前方彩色印刷有限公司印刷

*

开本：890mm×1240mm　1/32　印张：6.5　字数：115 千
2019 年 6 月第 1 版　　2020 年 8 月第 4 次印刷
ISBN 978-7-5689-1538-0　定价：48.00 元

前言

Preface

　　中国抗癌协会妇科肿瘤专业委员会制订的子宫颈癌、卵巢恶性肿瘤、子宫内膜癌、滋养细胞肿瘤、子宫肉瘤、外阴癌、阴道癌等7个常见妇科恶性肿瘤诊治指南第 4 版，在常委会的共同努力下，历时 1 年的修订，2019 版单行本出版了。

　　1990 年原国家卫生部委托全国肿瘤防治办公室和中国抗癌协会编写了第 1 版《中国常见妇科恶性肿瘤诊治指南》，1999 年和 2005 年中国抗癌协会妇科肿瘤专业委员会又分别编写了第 2 版和第 3 版指南。第 4 版指南是由国内 30 余位临床妇科肿瘤学家以循证医学为依据，在第 3 版的基础上，结合国内妇科肿瘤诊治进展，借鉴国外相关指南和高水平荟萃分析，经多次讨论，更新了常见妇科恶性肿瘤的诊断与治疗。

根据我国最新恶性肿瘤登记数据，子宫颈癌、子宫内膜癌和卵巢癌居妇科恶性肿瘤发病率的前3位，子宫颈癌、卵巢癌和子宫内膜癌居死亡率前3位，也分别居女性恶性肿瘤发病率与死亡率的前10位。滋养细胞肿瘤、子宫肉瘤、外阴癌、阴道癌等妇科恶性肿瘤虽然发病率不高，但规范诊断与治疗仍然十分重要。因此，第4版指南在前3版指南针对子宫颈癌、子宫内膜癌、卵巢癌、外阴癌和滋养细胞肿瘤的基础上增加了阴道癌和子宫肉瘤诊治指南。本指南重点对各瘤种最新分期，特别是近年来针对妇科遗传性肿瘤遗传咨询与干预、保留生育功能治疗、最新的分子靶向治疗和免疫治疗做了更新与增加，强调个体化治疗、多学科综合治疗和随访的全程管理。制订本指南旨在进一步加快我国妇科肿瘤诊断与治疗与国际接轨，规范我国妇科恶性肿瘤的诊断标准和治疗原则，指导我国妇科肿瘤诊治工作临床实践，提高我国妇科肿瘤诊治水平。

中国抗癌协会妇科肿瘤专业委员会将每年对指南进行更新，也将进一步结合中国临床研究结果制订更加适用于我国妇科肿瘤诊疗的临床实践的指南。本指南可用于指导妇科肿瘤临床工作，也可作为医学生的参考书。

感谢参与编写的全体专家所做的努力！

中国抗癌协会妇科肿瘤专业委员会主任委员　周　琦

2019 年 5 月

目录

Contents

第 1 章 | 子宫颈癌诊断与治疗指南

Guideline for Diagnosis and Treatment of Cervical Cancer

　　子宫颈癌发病率位列女性恶性肿瘤第 2 位。根据世界卫生组织（WHO）的数据，每年有新增病例 57 万，约 31.1 万女性因宫颈癌死亡，其中发展中国家女性因宫颈癌死亡人数占全球女性因宫颈癌死亡人数的 80%。在西方发达国家，由于 HPV 疫苗的使用和子宫颈癌筛查的普及，子宫颈癌发病率缓慢下降；在中国，每年新增宫颈癌病例约 14 万，死亡约 3.7 万人。

　　本指南适用于子宫颈鳞癌、腺癌及腺鳞癌。其他特殊病理类型，如小细胞癌、透明细胞癌、肉瘤等发病率低，国际、国内尚未就诊断与治疗方法达成共识，因此，本指南不包括这些少见病理类型的诊治，部分诊治可以参照本指南。在临床实践中，根据医院的设备、技术条件以及患者的病情，国际上推荐采用最适合的符合指南的方法诊治患者。对于病情复杂的宫颈癌，临床医师应灵活应用指南，在不适用于本指南的情况下建议参考高级别循证医学证据及研究结果，并鼓励参加临床试验。

1 分期

1.1 分期规则

子宫颈癌分期规则采用国际上统一使用的 FIGO 2018 分期（见表 1-1），其他分期规则作为参考。FIGO 2018 宫颈癌分期与原有分期相比，主要有以下两点不同：

①因存在取材和病理"伪影"误差及腺癌的生物学行为，微小浸润癌的分期不再考虑病变宽度。

②Ⅰ B 期根据宫颈病变的最大直径细分为Ⅰ B1、Ⅰ B2 和Ⅰ B3 期。

由于淋巴结受累导致其预后更差，所有有淋巴结转移的病例划为Ⅲ C 期，若仅有盆腔淋巴结阳性，则为Ⅲ C1 期；若腹主动脉旁淋巴结

表 1-1　宫颈癌分期规则（FIGO，2018）

分期	描述
I期	癌严格局限于宫颈（扩散至宫体，应不考虑）
IA	只是在显微镜下诊断，所测量的最大浸润深度＜5.0 mm 的浸润癌
IA1	所测量间质浸润深度＜3.0 mm
IA2	所测量间质浸润深度≥3.0 mm 而＜5.0 mm
IB	所测量的最大浸润深度≥5.0 mm 的浸润癌（病变范围比 I A 期大），病变局限在子宫颈
IB1	间质浸润深度≥5.0 mm 而最大径线＜2.0 cm 的浸润癌
IB2	最大径线 ≥2.0 cm 而＜4.0 cm 的浸润癌
IB3	最大径线 ≥4.0 cm 的浸润癌
II期	宫颈癌侵犯超出子宫，但未扩散到阴道下 1/3 或骨盆壁
II A	累及阴道上 2/3，无宫旁浸润
II A1	浸润癌最大径线＜4.0 cm
II A2	浸润癌最大径线 ≥4.0 cm
II B	宫旁浸润，但未达骨盆壁
III期	癌累及阴道下 1/3，和 / 或扩散到骨盆壁，和 / 或导致肾积水或无功能肾，和 / 或累及盆腔和 / 或腹主动脉旁淋巴结
III A	癌累及阴道下 1/3，未扩散到骨盆壁
III B	扩散到骨盆壁和 / 或肾积水或无功能肾（明确排除其他原因所致）
III C	盆腔和 / 或腹主动脉旁淋巴结受累，不论肿瘤的大小与范围（采用 r 与 p 标记）
III C1	只有盆腔淋巴结转移
III C2	腹主动脉旁淋巴结转移
IV期	癌已扩散超出真骨盆或已累及膀胱或直肠黏膜（活检证实。因此，出现泡状水肿并不足以将 1 个病例归为 IV 期）
IV 1	扩散至邻近的盆腔器官
IV 2	转移至远处器官

也受累，则为ⅢC2期。分期规则还指出，必须添加符号以标明是影像学的评估（r）还是已获得病理学的确诊（p）。因此，FIGO 2018 宫颈癌分期规则为临床结合影像及病理诊断结果的分期，需注意以下几点：

①需 2 名以上高年资医师共同查体明确分期，有条件时最好在麻醉状态下行盆腔检查。

②分期有分歧时以分期较早的为准。

③允许影像学和病理学结果用于分期。

④微小浸润癌诊断必须根据宫颈锥切标本由有经验的病理医师作出诊断。

⑤诊断 IA 期，只考虑瘤变浸润深度，不再计算浸润宽度。

1.2 分期前检查

宫颈癌治疗前分期很重要，应全面检查评估患者的病情及身体状态，避免遗漏转移病灶，以下检查应作为常规检查：

①宫颈活检。镜下浸润必要时行宫颈锥切及宫颈管搔刮术以明确组织病理诊断及病变范围。

②妇科检查仍然是临床分期的主要依据。

③分期为ⅡB 期以上或有相关的临床症状或必要时，需行肾图、

膀胱镜、肠镜检查。

④血液中鳞状上皮细胞癌抗原（SCC，对宫颈鳞癌）、CA125（对宫颈腺癌）检查。

⑤上下腹、盆腔超声和胸片、心电图、盆腔及上下腹（含腹主动脉旁）平扫＋增强 MRI 或 CT，建议ⅠB1 期以上有条件者行 PET-CT 检查。

⑥宫颈 HPV 分型检测。

⑦肿瘤相关基因检测可选择。

1.3 手术分期

对于ⅠB3、ⅡA2 ～ⅣA 期的患者，可采用手术分期（2b 级证据），经腹膜外或腹腔内盆腔淋巴结切除＋腹主动脉旁淋巴结切除，根据淋巴结阳性情况决定放疗方案。

2 治疗

2.1 治疗的基本原则

宫颈癌治疗方法主要有手术治疗和放疗，化疗广泛应用于与手术、放疗配合的综合治疗和晚期复发性宫颈癌的治疗。

宫颈癌综合治疗不是几种方法的盲目叠加，而是有计划地分步骤实施，治疗中根据手术结果和放疗后肿瘤消退情况予以调整，原则上早期宫颈癌以手术治疗为主，中晚期宫颈癌以放疗为主，化疗为辅。

放疗适用于各期宫颈癌，外照射可采用前后对穿野、盆腔四野、三维适形、调强放疗。适形放疗和调强放疗已应用于临床，由于宫颈癌后装腔内放疗的剂量学特点，具有不可替代性。

手术治疗适用于分期早于ⅡB期（不含ⅡB期）的患者，ⅠB3期及ⅡA2期首选推荐同步放化疗，在放疗资源缺乏地区可选择手术。

对于未绝经的患者，特别是年轻患者，放疗容易引起盆腔纤维化和阴道萎缩狭窄，早于ⅡB期、无手术禁忌证者应首先选择手术治疗。手术入路可选择开腹、腹腔镜、机器人或经阴道联合腹腔镜等，应根据手术者方法熟悉程度、手术资质和手术准入综合考虑，予以选择。基于腹腔镜宫颈癌治疗（Laparoscopic Approach to Cervical Cancer, LACC) 的研究结果，术前有必要向患者交代各种手术入路的风险及获益。

目前化疗已广泛用于宫颈癌治疗，采用以铂类为基础的单药或联合化疗。

治疗方式的选择应取决于本地区现有的设备、妇科肿瘤医师的技术水平以及患者的一般状况、年龄、愿望和肿瘤分期，治疗前应进行充分的医患沟通。

2.2 宫颈癌的手术治疗

2.2.1 手术分型

可采用 Querleu-Morrow（QM）分型（见表 1-2）和 Piver 分型（见表 1-3），腹腔镜手术已广泛应用于宫颈癌手术。其中 C 型手术又可分为保留膀胱神经型（C1）和不保留膀胱神经型（C2）。

表 1-2　Querleu-Morrow 分型

QM 分型	术式
A 型	筋膜外子宫切除术，在输尿管和宫颈之间切断宫颈旁组织，骶韧带和膀胱宫颈韧带不切除，切除阴道 <10 mm，病灶 <20 mm、盆腔淋巴结阴性、无脉管受侵的，实施缩小手术的安全性评价根据临床试验而设计；也适用于晚期癌放疗和 / 或化疗后需行手术切除术的患者
B 型	改良式根治性子宫切除术，在输尿管隧道处切断宫颈旁组织，不切除子宫深静脉后方的膀胱神经，切除阴道 10 mm 或距肿瘤 10 mm，也称 B1 型手术；B2 型手术是 B1+ 宫颈旁淋巴结切除
C 型	经典的根治性子宫切除术，切除宫颈旁组织至与髂内血管系统交界处；近直肠水平切断骶韧带、近膀胱水平切断膀胱宫颈韧带，距肿瘤或宫颈下缘 15~20 mm，切除阴道及相应的阴道旁组织，完全游离输尿管
D 型	超根治性子宫切除术，D1 型近盆侧壁血管切除宫颈旁、下腹部血管及邻近的筋膜；D2 型即盆腔脏器廓清术（LEER 术）

表 1-3　Piver 分型

Piver 分型	手术范围					适应证
	子宫动脉	主韧带	宫骶韧带	阴道	淋巴结	
I 型	宫颈筋膜外侧缘	宫颈筋膜外侧缘	宫颈筋膜外侧缘	宫颈外侧缘	不切除	宫颈癌 I A1 期
II 型	于输卵管交汇处结扎	从中间切断	靠近子宫切断	切除上 1/3	选择性切除增大的淋巴结	宫颈癌 I A2 期
III 型	髂内动脉起始处结扎	全部切除	近骶骨处切断	切除上 1/2	常规行盆腔淋巴结切除术	宫颈癌 I B1 期
IV 型	必要时于盆壁结扎髂内动脉	全部切除	近骶骨处切断	切除 3/4	常规行盆腔淋巴结切除术	宫颈癌中央型复发
V 型	结扎髂内动脉	全部切除	近骶骨处切断	切除 3/4	常规行盆腔淋巴结切除术	宫颈癌中央型复发，累及远端输尿管或膀胱

2.2.2 前哨淋巴结切除术

前哨淋巴结（SLN）定位与切除（2a 级证据）作为部分I期宫颈癌患者手术时使用，直径＜ 2 cm 的肿瘤检出率和定位效果最好。采用宫颈局部注射染料或 ^{99m}TC- 硫胶体，如图 1-1 所示。宫颈注射后，SLN 取样经病理诊断，识别微转移。SLN 注射染料采用直观观察有色染料，^{99m}TC- 硫胶体采用 γ 探测器，吲哚菁绿（ICG）采用荧光摄像，切除任何可疑或肿大的淋巴结，并将原发肿瘤和宫旁组织整块切除。宫颈癌手术治疗记录见表 1-4。

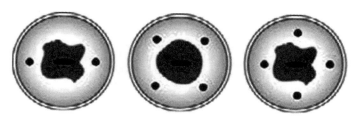

图 1-1　宫颈染料及标记注射点示意图

2.3 宫颈癌放疗

　　各期宫颈癌都适合放疗，包括各种病理类型，特殊原因不能手术的 CIN Ⅲ 也可以选择单纯腔内放疗。但对于年轻的早期宫颈癌患者，考虑到对卵巢功能的保护，卵巢移位以后盆腔放疗。

2.3.1 宫颈癌放疗一般性原则

　　宫颈癌放疗包括远距离体外照射（体外照射）和近距离腔内放射治疗，两者针对的靶区不同，外照射主要针对宫颈癌原发灶和盆腔蔓延及淋巴转移区域，后装治疗主要照射宫颈癌的原发病灶区域。应有足够的剂量以保证疗效，与此同时也需要最大限度地保护邻近正常组织，提高患者生存质量。需要根据患者一般状况、肿瘤范围以及治疗单位放疗设备条件、患者意愿来选择放疗方式。体外放疗

表1-4　宫颈癌手术治疗记录

住院号

姓　名		年　龄		
手术方案		手术者		
手术方式		抗生素类型、剂量、时间		

术中所见	上腹部：肝脾肾	腹主动脉淋巴结		盆腔
	腹膜	大网膜		
	子宫	宫旁组织　左　　右		
	卵巢　左　　右	输卵管　左　　右		
	膀胱	输尿管　左　　右		
	主韧带　左　　右	宫骶韧带　左　　右		
	阴道旁组织　左　　　右			
	淋巴结（增大、变硬、粘连，部位）			

手术切除范围	阴道前壁　cm	阴道后壁　cm	宫旁组织　左　cm　右　　cm
	主韧带　左　cm　右　cm		宫骶韧带　左　cm　右　　cm
	淋巴结：腹主		盆腔　左　　右
	左卵巢：　去　留（标记）		右卵巢：　去　留（标记）

其他	阴道残端处理：1.缝合无引流；2.开放无引流；3.开放引流
	术中其他说明：

术中并发症		发生时间/部位	原　因	程度/持续时间	处理
	损伤				
	出血				
	休克				
	死亡				

手术时间：　　min	术中出血　　mL	输血　U（红悬、血浆）

术后诊断

备注	

主刀医师签名：　　　　　　　年　　月　　日

可选择前后二野或四野照射的二维等中心照射，或精确放疗技术如三维适形放疗（3D-CRT）、调强放疗［IMRT，包括螺旋断层放疗系统（TOMO）］。腔内照射可选择二维或三维技术。

宫颈癌的放疗剂量根据分期不同而有所差别。A 点总剂量为盆腔体外照射联合后装治疗换算后的总的生物等效剂量，对于早期（Ⅰ A 期及病灶小于 1 cm 的Ⅰ B 期）宫颈局部肿瘤小的患者，也可以单独接受后装腔内治疗，特别是对外照射放疗（EBRT）有相对禁忌证者。A 点常常给予 60 ～ 65 Gy 的等效剂量。EBRT 与 ICRT 联合方案也是这类患者的一种选择。局部肿瘤大或晚期患者 A 点总剂量 ≥ 85 Gy。治疗剂量应根据治疗过程中的患者症状、盆腔检查及影像学检查等获得的肿瘤变化及时调整，采用个体化放疗方案。

体外照射不能替代后装治疗，体外照射与腔内放疗时间以不超过 50 天为宜。

2.3.2 体外照射

体外照射主要针对宫颈癌原发灶和盆腔蔓延及淋巴转移区域，要求在 5 ～ 6 周内完成，尽量避免延长放射治疗时间。强调不能以任何体外照射方式替代后装放疗。

1）体外照射靶区设定

宫颈癌放疗靶区的设定应根据妇科检查和影像学检查（如 CT、MRI、PET-CT）确认，应包括子宫、宫颈、宫旁和上 1/3 阴道（或距阴道受侵最低点下 2 cm，ⅢA 期患者包括全部阴道）以及盆腔淋巴引流区，如闭孔、髂内、髂外、髂总、骶前；如果腹股沟区淋巴结、腹主动脉旁淋巴结转移，该区域应包括在照射野内。

2）照射野设定

采用 X 线模拟定位机或 CT、MRI 模拟定位机定位。

（1）盆腔等中心照射：包括下腹及盆腔，设前后野等中心垂直照射。上界在 L4 ～ L5 间隙，下界在闭孔下缘或肿瘤下界以下至少 2 cm，侧界在真骨盆最宽处向外 1.5 ～ 2 cm。同时，应用铅块［有条件者用多叶光栅技术（MLC）］遮挡正常器官。每次盆腔中平面处方剂量为 1.8 ～ 2.0 Gy，每周 4 ～ 5 次。盆腔等中心照射可分两阶段完成，第 1 阶段：全盆腔等中心照射，DT 量为 20 ～ 30 Gy，2 ～ 3 周完成；第 2 阶段：建议复查影像，可根据影像结果重新定位，中间遮挡照射，全盆腔中间遮挡 4 cm×（8 ～ 12）cm，以降低危及器官膀胱和直肠的受量，给后装治疗提供剂量空间，DT 量为 20 ～ 25 Gy，2 ～ 3 周完成。

（2）四野箱式照射，即盆腔前后两野照射加两个侧野照射，主要适用于特别肥胖的患者拟增加宫旁或淋巴引流区的剂量。上界在

L4 ～ L5 间隙，下界在闭孔下缘或肿瘤下界以下至少 2 cm，侧界在真骨盆最宽处向外 1.5 ～ 2 cm。两侧野前缘达耻骨联合（包括髂外淋巴引流区），后缘在 S2 ～ S3 骶椎交界水平（包括骶前淋巴引流区），如宫颈原发灶大，宫骶韧带受侵，后缘可达 S3 ～ S4 骶椎水平，应用铅块或 MLC 技术遮挡正常器官。每日四野同时照射，一般给予 B 点 DT 量为 45 ～ 50 Gy，4 ～ 5 周完成。

（3）腹主动脉旁野（延伸野）照射：髂总或主动脉旁淋巴结转移时需行延伸野照射，照射野的宽度一般为 6 ～ 8 cm，长度依据淋巴结转移的范围给予个体化设计。建议 DT 量为 40 ～ 45 Gy，4 ～ 5 周，每日 1 次 1.8 ～ 2.0 Gy，照射时要注意保护肾脏和脊髓。对腹主动脉旁淋巴引流区的照射，建议采用适形或调强精确放疗技术。

3）射线选择

根据采用的放疗技术、照射野数以及医疗机构的设备、防护条件而选择射线。射线能量越高，其穿透能力越强，需要的防护条件越高，前后二野照射可选择 10 ～ 15 MV X 射线，多野照射可选择 6 ～ 10 MV X 射线。

4）精确放疗

任何精确放疗技术的成功实施均基于靶区的精确定位，包括靶区准确定义、针对治疗中靶区变化和器官移动的应对、摆位及质量控制，其中合理的靶区勾画不仅是治疗成败的重要因素，也直接影响放疗并发症的发生与否。建议应用 MRI 或 PET-CT 以保证照射靶区覆盖受侵宫旁及转移淋巴结组织，同时最大限度保护直肠、小肠、膀胱等危及器官。宫颈癌的靶区包括大体肿瘤区（GTV）、临床靶区（CTV）和计划靶区（PTV）。

（1）GTV

GTV 指临床可见的肿瘤灶，为一般的诊断手段（包括妇科检查和 CT、MRI、PET-CT）能够确定的、具有一定形状和大小的病变范围，包括原发病灶、转移淋巴结和其他转移的病灶。理论上，宫颈癌行广泛性子宫切除术 + 淋巴清扫术后没有 GTV。未行手术切除者，GTV 包括宫颈和受累的阴道、宫体、宫旁、转移淋巴结及其他转移病灶。

（2）CTV

CTV 包括肿瘤临床灶、亚临床灶以及肿瘤可能侵犯的范围。宫颈癌临床靶区主要包括盆腔原发肿瘤区和淋巴引流区，可分阶段设定为 CTV1、CTV2、CTV3。

盆腔原发肿瘤区对于未行子宫切除者包括肿瘤、全子宫（宫颈 + 宫体）、部分阴道、宫旁或阴道旁软组织；对于已行子宫切除者包括残存肿瘤、阴道残端、上段阴道（30～40 mm）、阴道旁或瘤床软组织。

淋巴引流区包括闭孔、髂内、髂外、髂总 ± 腹主动脉旁淋巴结引流区。对于宫颈影像学诊断宫颈间质受侵的患者，应包括骶前淋巴引流区；如果髂总淋巴结、腹主动脉旁淋巴结有转移则需行腹主动脉旁淋巴引流区照射，其靶区上界要求达肾血管水平；如果转移淋巴结超过肾血管水平，靶区应包括整个腹主动脉旁淋巴引流区；肿瘤侵及阴道下 1/3 时，靶区需包括全阴道及双腹股沟淋巴引流区。特别指出，应建立考虑膀胱体积变化的内靶区（ITV），若在制订计划时发现直肠过度扩张，应考虑再次行 CT、MRI 模拟定位。

（3）PTV

确定计划靶区的目的是确保临床靶区得到规定的治疗剂量。计划靶区应包括临床靶区、照射中患者器官运动和由于日常摆位、治疗中靶位置和靶体积变化等因素引起的扩大照射的范围。宫颈癌体外照射由 CTV 外放一定距离形成 PTV，目前没有统一标准。通常建议根据危及器官和单位误差将 CTV 外放 5 ～ 40 mm 作为 PTV。

2.3.3 近距离放射治疗

近距离放射治疗主要照射宫颈肿瘤区域，在宫颈癌治疗中占有重要地位。根据情况选择传统二维后装或图像引导的三维后装治疗。

1）剂量率

根据后装治疗时放射源对 A 点剂量的贡献速率分为低剂量率（LDR）、中剂量率（MDR）和高剂量率（HDR）。目前，国内多使用高剂量率后装治疗机。

A 点剂量是以传统剂量分割及 LDR 近距离治疗为依据。对于近距离放疗，设定为一个 4～7 Gy/h 的 LDR。应用 HDR 近距离放疗应当依据线性二次型方程定义 HDR 的 A 点剂量，即转化成生物等效 LDR 的 A 点剂量。如 30 Gy 的 HDR 的 A 点剂量被分割为 5 次照射，普遍认为等同于采用 LDR 的 A 点的 40 Gy 剂量（剂量率换算可参考《肿瘤放射治疗学》）。

2）腔内放疗剂量

应与体外照射剂量结合考虑，采用二维高剂量率后装治疗，A 点剂量 40～45 Gy，每次 5～6 Gy，每周 1 次，腔内后装治疗当天不进行体外照射。体外照射联合腔内治疗 A 点的总剂量因期别而异，ⅠA2 期应达到 75～80 Gy，ⅠB2 期和ⅡA1 期达到 80～85 Gy，ⅠB3、ⅡA2 和ⅡB～ⅣA 期≥ 85 Gy，采用不同剂量率后装机治疗时，应进行生物剂量转换（腔内剂量以体外常规分割等效生物剂量换算），同时注意对膀胱及直肠剂量的监测，避免膀胱及直肠的过高受量。

3）后装治疗时机

通常在外照射开始后、宫颈口便于暴露时进行，在宫颈条件允许原则下应尽早进行，最好与体外照射同步进行，以缩短总放疗时间，以保证放射总体时间不延长，提高放射生物效应。最常用的传统二维后装治疗采用剂量参数系统包括 A、B 点及膀胱和直肠点的剂量。

4）三维后装治疗

三维后装系统计划时间及治疗时间较长，应重视施源器的固定，避免移位。目前的三维影像技术引导下的后装治疗寻求对肿瘤的最佳剂量覆盖，可减少对邻近的膀胱、直肠和小肠的受量。由于可造成肿瘤受量不足，通过影像技术引导下的后装治疗来改进剂量设定时需要谨慎。可采用欧洲妇科放射肿瘤协会（GEC-ESTRO）推荐的三维后装治疗的 GTV、CTV 概念，应用 MRI 图像勾画靶区，以 T_2WI 序列所示的肿瘤范围为 GTV。将 CTV 按照肿瘤负荷和复发的危险程度分为 3 类：高危 CTV（HR-CTV）指宫颈和肉眼可见的肿瘤侵犯的范围；中危 CTV（IR-CTV）指明显的显微镜下肿瘤区，推荐包括外照射开始前的肿瘤范围；低危 CTV（LR-CTV）指可能的显微镜下播散区，针对 LR-CTV 一般用手术或外照射处理。根据肿瘤消退定义 IR-CTV，如肿瘤完全消退或消退直径＞10 mm，则 IR-CTV 应包括 HR-CTV 和最初诊断时肉眼可见肿瘤区，不增设安全边缘；若肿瘤消退直径＜ 10 mm，则 IR-CTV 应包括超过宫颈的残存病灶并向可能扩散的方向外放 10 mm 的安全边界；如肿瘤无明显消退，则 IR-CTV 应包括最初肿瘤范围加 10 mm 的安全边界。建议以 D90、D100 评估 GTV、HR-CTV 和 IR-CTV 的剂量，以 V150、V200 评估高剂量体积；以 D1cc、D2cc 评估危及器官（OAR）受量。对传统剂量点是否可沿用，2009 年美国近距离治疗协会（ABS）的调查显示，目前 A 点剂量常与剂量 - 体积直方图（DVH）参数一起报告，便于与传统的二维近距离放疗相比较；传统的膀胱剂量点并不能代表膀胱的最高受量，通常膀胱接受最高剂量的点位于参考点上方 2 cm 左右；直肠参考点剂量尚能基本代表直肠的最高受量，可以沿用。

5）特殊情况后装治疗

对于子宫切除术后患者（尤其是阴道切缘阳性或肿瘤近切缘者），可采用阴道施源器后装治疗作为体外放疗的补充。以阴道表面或距阴道容器内放射源 5 ～ 10 mm 处为参照点，高剂量率 ^{192}Ir 剂量为 20 ～ 24 Gy。

对于宫颈外生型大肿瘤，特别是出血较多者，体外放疗前可先给予后装治疗消瘤止血，以源旁 1 cm 为参考点，一般给予 10 ～ 20 Gy，1 ～ 2 次。宫颈癌腔内治疗及三维后装计划总结单、记录单见表 1-5—表 1-8。

表 1-5　宫颈癌腔内治疗记录单

姓名		年龄		科室病区		床号	
诊断				拟腔内治疗次数			

次数		日期		备注		
医师		物理师		技术员		
A 点	B 点	黏膜下	表面剂量	方式（球、管、塞）		子宫位置、宫深

次数		日期		备注		
医师		物理师		技术员		
A 点	B 点	黏膜下	表面剂量	方式（球、管、塞）		子宫位置、宫深

次数		日期		备注		
医师		物理师		技术员		
A 点	B 点	黏膜下	表面剂量	方式（球、管、塞）		子宫位置、宫深

次数		日期		备注		
医师		物理师		技术员		
A 点	B 点	黏膜下	表面剂量	方式（球、管、塞）		子宫位置、宫深

表1-6　二维腔内治疗小结

诊断	累计 A点剂量	累计 B点剂量	累计 阴道黏膜下0.5 cm	累计 阴道黏膜表面剂量	备注 （阴道壁有无 挡铅）

治疗起止时间：　　年　月　日—　　年　月　日

医师

日期

表1-7　三维后装计划记录单

姓名		年龄		科室病区		住院号	
诊断				腔疗方式			
次数			放射源 ^{192}Ir　Ci		治疗时间__分__秒		

HRCTV	Vol(cc)	D90(cGy)	V200(%)	V150(%)	EQD$_2$(cGy)	

IRCTV	Vol(cc)	D90(cGy)	EQD$_2$(cGy)	D98(cGy)	EQD$_2$(cGy)	

部位	Vol(cc)	V100(cc)	D2cc(cGy)	D1cc(cGy)	D0.1cc(cGy)	EQD$_2$(cGy)
膀胱						
直肠						
乙状 结肠						
COIN	Vref(cc)		Index			

医师：		物理师：		技术员：		治疗日期：	

表 1-8　三维后装总结单

	EBRT	BT_1	BT_2	BT_3	BT_4	BT_5	合计
HRCTV D90(cGy)							
IRCTV D90(cGy)							
膀胱 D2cc(cGy)							
直肠 D2cc(cGy)							
乙状结肠 D2cc(cGy)							

2.3.4 危及器官的耐受剂量

宫颈癌放疗邻近器官的耐受剂量：宫颈癌放疗的危及器官包括膀胱、直肠、结肠、骨髓、皮肤、小肠、输尿管等，一般用 $TD_{5/5}$ 表示最小放射耐受量，表示在治疗后 5 年内，预计严重并发症发生率不超过 5%。

2.3.5 各期宫颈癌的放疗

1）ⅠA1 期宫颈癌的放疗

ⅠA1 期宫颈癌的放疗以后装腔内治疗为主，如果宫颈锥切标本无淋巴脉管受侵，可单独行后装治疗，宫颈锥切标本有淋巴脉管受侵，后装治疗 ± 盆腔外照射，参考点 A 点总剂量 60 ～ 65 Gy。

2）ⅠA2、ⅠB1、ⅠB2、ⅡA1 期宫颈癌的放疗

采用盆腔外照射 + 后装治疗，盆腔外照射 40 ～ 50 Gy，后装治

疗 + 外照射给予 A 点剂量 80 ～ 85 Gy。

3）ⅠB3、ⅡA2、ⅡB ～ ⅣA 期宫颈癌的放疗

放疗前必须进行盆腔及腹主动脉旁淋巴结情况的评估，建议采用影像评估或手术评估确定放射野，盆腔 40 ～ 50 Gy 的体外放射剂量，局部病灶可以在图像引导下加量 5 ～ 10 Gy。如腹主动脉旁淋巴引流区需加量，应在影像引导下给予 40 ～ 50 Gy 照射，局部病灶可缩野加量 5 ～ 10 Gy。对于宫颈局部病灶，后装治疗 + 外照射给予 A 点总剂量 85 Gy 以上。放疗中应该有 2 ～ 3 次临床和影像疗效评估，必要时重新定位，以确定个体化治疗剂量。

4）ⅣB 期宫颈癌的放疗

ⅣB 期宫颈癌的放疗为姑息性治疗，剂量基本同ⅣA 期宫颈癌治疗剂量，但由于有直肠或膀胱侵犯，应尽量采用个体化治疗。

2.3.6 术前放疗

术前放疗通常在术前 3 ～ 4 周采用：

①后装治疗。剂量一般为全程腔内放疗剂量的 1/3 ～ 1/2。

②全程后装治疗。术前后装治疗可以缩小局部病灶，提高手术切除率，但对盆腔淋巴转移无显著改善。

2.3.7 术中放疗

术中放疗（IORT）是指在开放性手术过程中，针对高危瘤床或孤立无法切除残余病灶给予单次、精确定位的放疗技术，尤其适用于在既往放疗体积内发生复发病灶的患者。在 IORT 过程中，可以把所覆盖的正常组织（如肠或其他器官）人工移离风险区域。IORT通常通过不同尺寸（匹配手术确定的风险区）的限光筒引入的电子束完成，以避开周围正常组织器官。

2.3.8 术后放疗

术后放疗主要针对有术后高危或中危因素的患者。但由于术后粘连，术后肠管的活动度变差，容易导致肠道局部剂量过大，建议术后放疗在图像引导下进行，给予适形或调强等立体放疗技术，放射野的确定可根据术后病理确定。无腹主动脉旁淋巴结转移，行盆腔照射；有腹主动脉旁淋巴结转移，则需进一步检查有无远处转移，照射野需包括腹主动脉旁淋巴结，如采用调强等立体照射技术，盆腔剂量可以给予 45 ~ 55 Gy，腹主动脉旁淋巴引流区也应给予（50±5）Gy。建议在术后 8 周内完成。

2.4 宫颈癌的化疗

宫颈癌化疗以铂类为基础的联合化疗或单用 DDP 化疗为主。目前主要适用于同步放化疗、姑息化疗和新辅助化疗。

宫颈癌初治病例首选紫杉醇 + 顺铂（TP 方案）或顺铂 / 卡铂单药方案，也可选用氟尿嘧啶 + 顺铂（FP 方案）、紫杉醇 + 卡铂（TC 方案）、拓扑替康 + 顺铂、博来霉素 + 长春新碱 + 顺铂（BVP 方案）（表 1-9）。

复发性宫颈癌既往未化疗者首选 TP 方案（表 1-10）；曾使用过顺铂者首选 TC 或拓扑替康 + 顺铂方案，以上联合方案中的单药也是复发性宫颈癌的选择方案。宫颈癌的靶向治疗可采用联合贝伐单抗，用于初期同步放化疗患者及复发转移患者。体外化疗药物敏感实验和基因检测药物仅用于研究和临床试验。

宫颈癌新辅助化疗主要用于ⅠB3 或ⅡA2 期，仅适用于在放疗设备缺乏的地区，即肿瘤直径≥ 4 cm 的局部晚期宫颈癌术前化疗，一般 2 ～ 3 个疗程。宫颈癌的新辅助化疗可以提高局部控制率和手术切净率，但不能改善宫颈癌的预后，且术后病理中高危因素易被掩盖，原则上建议设计临床研究。

表 1-9 宫颈癌常见化疗方案

	化疗方案	周期及疗程
鳞状细胞癌	单药	
	顺铂 / 卡铂	每 3 周 & 单周重复
	联合化疗	
	氟尿嘧啶 + 顺铂	每 3 周重复，3 ~ 6 周期
	紫衫醇 + 顺铂	每 3 周重复，3 ~ 6 周期
	紫衫醇 + 卡铂	每 3 周重复，3 ~ 6 周期
腺癌	参考鳞癌方案，单药有效的化疗药物有：顺铂、紫杉醇（脂质体）、异环磷酰胺和氟尿嘧啶等可选	
小细胞癌	推荐参照肺小细胞癌化疗方案进行联合化疗	
	依托泊苷 + 顺铂	每 3 周重复，3 ~ 6 周期
	伊立替康 + 顺铂	每 3 周重复，3 ~ 6 周期
	拓扑替康 + 顺铂	每 3 周重复，3 ~ 6 周期
	紫杉醇 + 卡铂	每 3 周重复，3 ~ 6 周期
	多西他赛 + 顺铂	每 3 周重复，3 ~ 6 周期
	多西他赛 + 卡铂	每 3 周重复，3 ~ 6 周期
	紫杉醇 + 洛铂	每 3 周重复，3 ~ 6 周期
	紫杉醇 + 顺铂	每 3 周重复，3 ~ 6 周期
其他类型	参照上述方案	

注：与放疗同步的化疗应与放疗同时进行，放疗结束是否继续化疗根据专家联合会诊决定。

表 1-10　复发性宫颈癌的化疗

化疗方案（联合化疗或单药化疗）		化疗方案（联合化疗或单药化疗）
一线治疗推荐	顺铂 + 紫杉醇 + 贝伐珠单抗	二线治疗推荐　派姆单抗（PD-L1 表达阳性，
	顺铂 + 紫杉醇	dMMR，MSI-H）
	拓扑替康 + 紫杉醇 + 贝伐珠	贝伐珠单抗
	单抗	白蛋白紫杉醇
	卡铂 + 紫杉醇	多西他赛
	卡铂 + 紫杉醇 + 贝伐珠单抗	氟尿嘧啶
	卡铂 + 拓扑替康	吉西他滨
	拓扑替康 + 紫杉醇	异环磷酰胺
	顺铂 + 异环磷酰胺	伊立替康
	顺铂 + 拓扑替康	丝裂霉素
	紫杉醇	培美曲塞
	顺铂	拓扑替康
	卡铂	长春瑞滨

2.5 各期宫颈癌的治疗选择建议

2.5.1 ⅠA1 期宫颈癌治疗

应根据患者是否有生育要求选择治疗方法。

有生育要求者可采用宫颈锥切术，宫颈锥切标本无脉管浸润，切缘达 3 mm 阴性距离为适应证；有脉管浸润时，采用广泛性宫颈切除术 + 盆腔淋巴结切除术，手术先行盆腔淋巴结切除，送冰冻检查或快速石蜡切片。有转移者，改行改良广泛性子宫切除术（Ⅱ型子宫切除术）± 腹主动脉旁淋巴结取样；无转移者，行广泛性宫颈切除术。

无生育要求者行筋膜外全子宫切除术。如果患者伴有淋巴血管受侵，行改良广泛性子宫切除术（Ⅱ型子宫切除术）+ 盆腔淋巴结切除术。

有手术禁忌者行后装腔内放疗，剂量参考点选择 A 点剂量 60 ～ 65 Gy。

2.5.2 ⅠA2 期宫颈癌治疗

ⅠA2 期宫颈癌治疗仍可以按照是否有生育要求选择。

有生育要求者行广泛性宫颈切除术 + 盆腔淋巴结切除术 ± 腹主动脉旁淋巴结取样。手术先行盆腔淋巴结切除，送冰冻或快速石蜡切片检查，有转移者，改行广泛性子宫切除术（Ⅲ型）± 腹主动脉旁淋巴结取样（当髂总淋巴结阳性或疑有腹主动脉旁淋巴结转移者）；无转移者，再行广泛性宫颈切除术。

无生育要求者行广泛性子宫切除术（Ⅲ型子宫切除术）+ 盆腔淋巴结切除术，年龄小于 45 岁者可切除输卵管、保留双侧卵巢。

有手术禁忌、无生育要求者可选择根治性放疗。近距离放疗 ± 盆腔放疗 A 点总剂量 60 ～ 65 GY，B 点剂量 40 Gy，放疗前可根据需要行卵巢移位术，并用银夹标记。

2.5.3 ⅠB1、ⅠB2 期及 ⅡA1 期宫颈癌

有生育要求者可行广泛性宫颈切除术，肿瘤直径小于 2 cm 者可经阴道联合腹腔镜进行。肿瘤直径为 2 ～ 4 cm 者，采用经腹或腹腔镜手术。术中先行盆腔淋巴结切除，送冰冻检查，如有转移，改行广泛性子宫切除术（Ⅲ型）＋盆腔淋巴结切除术；如无转移，再行广泛性宫颈切除术＋盆腔淋巴结切除术 ± 腹主动脉旁淋巴结切除（当髂总淋巴结阳性或疑有腹主动脉旁淋巴结转移者）。

无生育要求者行广泛性子宫切除术（Ⅲ型子宫切除术）＋盆腔淋巴结切除术 ± 主动脉旁淋巴结切除（当髂总淋巴结阳性或疑有腹主动脉旁淋巴结转移者）。

有手术禁忌者采用根治性放疗，对于阴道明显侵犯的患者，加用阴道塞或阴道膜，黏膜下 0.5 cm 处给予 20 ～ 30 Gy。

2.5.4 ⅠB3 期及 ⅡA2 期宫颈癌

①盆腔放疗＋铂类为主的同步化疗＋近距离放疗（A 点总剂量≥ 85 Gy，B 点剂量 40 ～ 50 Gy）。对于阴道侵犯明显的患者，必要时可给予加用阴道塞进行后装腔内放疗，黏膜下 0.5 cm 处给予

20 ～ 30 Gy，需根据病情适当调整（首选）。

②广泛性子宫切除术（Ⅲ 型）＋盆腔淋巴结切除＋腹主动脉旁淋巴结取样，术前可行以铂类为基础的新辅助化疗，术后根据病理高危因素选择放疗或同步放化疗。

③根治性放疗后宫颈病灶残存，可行辅助性全子宫切除术。

2.5.5 ⅡB ～ ⅣA 期宫颈癌

采用铂类为基础的同步放化疗，可选择 1 周化疗或 3 周化疗。常规放疗剂量：肿瘤直径 ≥ 4 cm，A 点剂量应达到 85 Gy 及以上，Ⅲ B 期患者 B 点剂量应达 45 ～ 50 Gy。对于盆壁受侵明显的患者，必要时可高适形缩野局部盆腔加量 5 ～ 10 Gy。对于阴道侵犯明显的患者，必要时可加用阴道塞进行后装腔内放疗阴道补量，治疗剂量一般采用黏膜下 0.5 cm 处给予 20 ～ 30 Gy，需根据病情进行个体化调整。

2.5.6 ⅣB 期宫颈癌

在进行盆腔局部放疗同时，应加强以铂类为基础的联合化疗，并针对转移灶进行个体化治疗，加强对症治疗、营养治疗、止痛治疗，控制病情进展，改善生存质量。

2.6 关于"手术分期"

对于ⅠB3、ⅡA2～ⅣA期的宫颈癌患者可以采用手术分期（2b级证据），行腹膜外或腹腔镜的盆腔淋巴结切除＋腹主动脉旁淋巴结切除。根据淋巴结有无转移决定下一步治疗方案：

①盆腔淋巴结及腹主动脉旁淋巴结阴性者行盆腔放疗＋同步化疗。

②盆腔淋巴结阳性、腹主动脉旁淋巴结阴性者行盆腔同步放化疗。

③腹主动脉旁淋巴结阳性者行影像学检查，无远处转移，或有远处转移但活检阴性者行盆腔同步放化疗＋腹主动脉旁淋巴结放疗；有远处转移、活检阳性行全身治疗＋个体化放疗。

2.7 关于宫颈癌术前影像学评估

对于ⅠB3、ⅡA2～ⅣA期的宫颈癌患者，需采用影像学评估，根据影像学评估的淋巴结有否转移决定下一步治疗方案：

①影像学评估无阳性淋巴结者行盆腔同步放化疗。

②影像学评估有阳性盆腔淋巴结、腹主动脉旁淋巴结阴性者行盆腔同步放化疗 ± 腹主动脉旁淋巴结放疗；或经腹膜外或经腹腔镜的淋巴结切除，如腹主动脉旁淋巴结阳性行盆腔同步放化疗＋腹主

动脉旁淋巴结放疗。如腹主动脉旁淋巴结阴性行盆腔同步放化疗。

③影像学评估盆腔淋巴结阳性、腹主动脉旁淋巴结阳性者考虑先行经腹膜外或腹腔镜的盆腔及腹主动脉旁淋巴结切除后再行盆腔同步放化疗＋腹主动脉旁引流区放疗。

④影像学评估有远处转移且活检证实者行全身治疗＋个体化放疗。

⑤影像学检查可作为分期，建议采用 MRI、CT 或 PET。

2.8 宫颈癌术后补充治疗

宫颈癌初始手术治疗的患者，应根据术后病理检查结果决定是否需要补充治疗。

2.8.1 高危因素

存在以下任何一个高危因素的患者术后均需补充放疗：盆腔淋巴结阳性、切缘阳性或宫旁组织阳性。术后补充盆腔放疗＋铂类同步化疗（1 类证据）± 阴道近距离放疗。

2.8.2 中危因素

推荐按照 Sedlis 标准，补充盆腔放疗 ± 铂类同步化疗。Sedlis 标准见表 1-11。

表 1-11　Sedlis 标准

淋巴脉管间隙浸润 （LVSI）	间质浸润 （病理）	肿瘤大小 / cm （临床判断）
+	深 1/3	任何大小
+	中 1/3	≥ 2
+	浅 1/3	≥ 5
−	中或深 1/3	≥ 4

采用 Sedlis 标准的同时，还需考虑肿瘤的组织学类型（如腺癌、腺鳞癌等）和病灶是否靠近切缘这两个因素。符合中危因素标准，术后辅助放疗，行体外放疗 ± 含铂类的同步化疗 ± 阴道腔内放疗。因国内病理连续切片数与 NCCN 指南相关合作医院尚有差距，对 Sedlis 标准需个体化考虑。

2.8.3 腹主动脉旁淋巴结阳性

行 PET-CT 检查明确有无其他转移。对于有远处转移的患者，只要有指征就应在可疑部位取活检以明确诊断，活检阴性者应接受针对腹主动脉旁淋巴结放疗 + 以铂类为基础的同步化疗 + 盆腔放疗 ±

近距离放疗，活检阳性者应接受全身化疗和个体化放疗。

2.9 单纯子宫切除术意外发现浸润性宫颈癌

应对患者进行全面评估，并进行临床分期，视分期决定处理方法：

①Ⅰ A1 期无淋巴血管腔隙浸润可随访。

②Ⅰ A1 期有淋巴血管腔隙浸润或 Ⅰ A2 期患者需要先进行全面评估。a. 切缘阴性且影像学检查未发现病灶，可选择盆腔放疗＋近距离放疗 ± 铂类同期化疗或宫旁广泛切除＋阴道上段切除＋盆腔淋巴结切除 ± 主动脉旁淋巴结取样，术后淋巴结阴性者，可随访；切缘阴性，淋巴结阴性，但原发肿瘤大和（或）发现深层间质浸润和（或）淋巴血管腔隙侵犯时，补充盆腔放疗 ± 阴道近距离放疗。b. 术后盆腔淋巴结阳性和（或）切缘受累和（或）宫旁阳性时，术后补充盆腔放疗（若主动脉旁淋巴结阳性，还需行主动脉旁放疗）＋铂类同期化疗。c. 阴道切缘阳性，需行个体化经阴道近距离放疗。

2.10 复发性宫颈癌的治疗

需要评估复发部位、病灶大小、既往治疗方法，建议采用 MRI、

PET/CT 或 CT，结合肿瘤血清标志物，如鳞癌抗原等。

2.10.1 局部复发的治疗

既往无放疗史或复发灶位于既往放疗野外，可手术切除病灶，再行体外放疗＋含铂方案化疗 ± 近距离放疗。

治疗后再复发者，可化疗、支持治疗和参加临床试验。

针对既往有放疗史或病灶位于既往放疗野内，中心性复发可选择：

①盆腔器官切除术（前盆腔、后盆腔、全盆腔）± 放化疗。

②病灶直径＜2 cm 并经仔细评估的病例，行广泛性子宫切除术或近距离放疗。治疗后再复发者可采用化疗、支持治疗和参加临床试验。

非中心性复发可选择：

①切除肿瘤并对切缘临近肿瘤或切缘阳性者给予术中放疗。

②针对肿瘤局部的放疗 ± 化疗。

③化疗。

④支持治疗。

⑤派姆单抗。

⑥参加临床试验。

2.10.2 远处复发的治疗

复发灶为多病灶或无法切除者，选择化疗和支持治疗。病灶可切除者，选择：病灶切除，依术中情况进行放疗；化疗；参加临床试验。

2.11 妊娠期宫颈癌的处理

其诊断方法同非妊娠期宫颈癌，重视结合组织类型、FIGO 分期、影像学检查（超声或 MRI）诊断有无淋巴结转移和肿瘤标志物（SCC），评估宫颈癌恶性程度和评估胎儿的发育情况。

治疗方案采取多学科管理模式，综合宫颈癌的恶性程度、孕周以及胎儿发育情况，严密监测患者病情发展及产科情况。患者及其家属对妊娠的期望是选择治疗方案非常重要的影响因素，在决定治疗方案前，患者及其家属有充分的知情权，应结合肿瘤评估结果，选择是否保留胎儿和恰当的治疗方式，并获得患者及其家属的知情同意。

目前对各妊娠期的宫颈癌尚没有成熟的方案，国际妇科肿瘤协会（IGCS）和欧洲妇科肿瘤协会（ESGO）2014 年提出专家共识：在不保留胎儿和生育功能时，处理同非妊娠期宫颈癌。

按照不同分期和孕期的治疗建议：

①妊娠早期（20 周以内），除宫颈癌 ⅠA1 期外，不建议患者继续妊娠。ⅠA1 期患者应严密监测，每 8 周行 1 次阴道镜检查，必要时宫颈活检，直至妊娠结束开始治疗。

②妊娠中期（20 ～ 28 周）诊断宫颈癌、要求继续妊娠、ⅡB 期以内者，可继续妊娠。ⅡB 期以上者，不建议继续妊娠。对于妊娠中期的处理目前争议较大，应充分评估风险和尊重患者选择权。

③妊娠晚期（28 周以上）诊断宫颈癌，无论患者期别，患者要求继续妊娠者在孕 34 周、胎儿肺成熟后采用剖宫产结束妊娠为宜。然后根据分期制订相应治疗方案，小于 ⅡB 期者行剖宫产同时可行根治性手术，放疗可在切口愈合后进行。ⅡB 期以上的宫颈癌患者，结束妊娠后按分期选择同期放化疗。

2.12 随访

2.12.1 随访间隔

治疗结束第 1~2 年，每 3 个月 1 次；第 3~5 年，每 6 个月 1 次；第 5 年以后，每年 1 次。

2.12.2 随访内容

随访内容包括全身体格检查、妇科检查及鳞癌抗原、细胞角蛋白等肿瘤标志物检测和宫颈或阴道残端细胞学、人乳头瘤病毒检查，必要时行阴道镜检查和病理活检、胸片、胸部 CT、盆腔 MRI、超声、全身浅表淋巴结超声检查。

参考文献

[1] Freddie B M, Jacques F M, Isabelle S I,et al.Global cancer statistic 2018: GLOBOCAN estimates of incidence and mortality worldwide for 36 cancers in 185 countries[J]. CA Cancer J Clin, 2018 (68):394-424.

[2] 陈万青, 郑荣寿, 张思维, 等.2012 年中国恶性肿瘤发病和死亡分析 [J]. 中国肿瘤, 2016 (5):1-8.

[3] 李琲, 吴小华 . 宫颈癌保留生育功能的腹式根治性宫颈切除术——一项潜在获益人群的研究 [J]. 中国癌症杂志 , 2012, 22(6):407-412.

[4] NCCN clinical practice guidelines in Oncology:cervical cancer(2017.V1).

[5] Jemal A, Bray F, Center M M, et al. Global cancer statistics[J]. CA Cancer J Clin, 2011 (61):69-90.

[6] Patel S, Liyanage S H, Sahdev A, et al. Imaging of endometrial and cervical cancer[J]. Insights Imaging, 2010, 1:309-328.

[7] Pecorelli S, Zigliani L, Odicino F. Revised FIGO staging for carcinoma of the cervix[J]. Int J Gynaecol Obstet, 2009 (105):107-108.

[8] Downey K, Jafar M, Attygalle A D, et al. Influencing surgical management in patients with carcinoma of the cervix using a T2- and ZOOM-diffusion-weighted endovaginal MRI technique[J]. Br J Cancer, 2013 (109): 615-622.

[9] Lakhman Y, Akin O, Park K J, et al. Stage IB1 cervical cancer: role of preoperative MR imaging in selection of patients for fertility-sparing radical trachelectomy[J]. Radiology, 2013 (269):149-158.

[10] 殷蔚伯，余子豪，徐国镇，等 . 肿瘤放射治疗学 [M]. 北京：中国协和医科大学出版社，2018，316-318.

[11] Woo S, Kim H S, Chung H H, et al. Early stage cervical cancer: role of magnetic resonance imaging after conization in determining residual tumor[J]. Acta Radiol, 2016 (57):1268-1276.

[12] Kato T, Takashima A, Kasamatsu T, et al. Clinical tumor diameter and prognosis of patients with FIGO stage IB1 cervical cancer(JCOG0806-A)[J]. Gynecol Oncol, 2015 (137):34-39.

[13] Cormier B, Diaz J P, Shih K, et al. Establishing a sentinel lymph node mapping algorithm for the treatment of early cervical cancer[J]. Gynecol Oncol, 2011 (122):275-280.

[14] Wu Y, Li Z, Wu H, et al. Sentinel lymph node biopsy in cervical cancer: A meta-analysis[J]. Mol Clin Oncol, 2013 (1):1025-1030.

[15] Taylor A, Rockall A G, Reznek R H, et al.Mapping pelvic lymph nodes: guidelines for delineation in intensity-modulated radiotherapy[J]. Int J Radiat Oncol Biol Phys, 2005,63(5):1604-1612.

[16] Lim K, W Small, Jr., Portelance L, et al.Consensus guidelines for delineation of clinical target volume for intensity-modulated pelvic radiotherapy for the definitive treatment of cervix cancer[J]. Int J Radiat Oncol Biol Phys, 2011,79(2):348-355.

[17] Haie-Meder C, Potter R, Van Limbergen E, et al.Recommendations from Gynaecological (GYN) GEC-ESTRO Working Group (I): concepts and terms in 3D image based 3D treatment planning in cervix cancer brachytherapy with emphasis on MRI assessment of GTV and CTV[J]. Radiother Oncol, 2005, 74(3):235-245.

[18] 龙行涛，周琦.局部晚期宫颈癌治疗现状与进展 [J].中国实用妇科与产科杂志, 2017,11(33):1206-1209.

[19] Dimopoulos J C, Petrow P, Tanderup K, et al.Recommendations from Gynaecological (GYN) GEC-ESTRO Working Group (IV): Basic principles and parameters for MR imaging within the frame of image based adaptive cervix cancer brachytherapy[J]. Radiother Oncol, 2012, 103(1):113-122.

[20] Wo J Y, Viswanathan A N. Impact of radiotherapy on fertility, pregnancy, and neonatal outcomes in female cancer patients[J]. Int J Radiat Oncol Biol Phys, 2009 (73): 1304-1312.

[21] Kadkhodayan S, Hasanzadeh M, Treglia G, et al. Sentinel node biopsy for lymph nodal staging of uterine cervix cancer: a systematic review and meta-analysis of the pertinent literature[J]. Eur J Surg Oncol, 2015 (41):1-20.

[22] Mendivil A A, Rettenmaier M A, Abaid LN, et al. Survival rate comparisons amongst cervical cancer patients treated with an open, robotic-assisted or laparoscopic radical hysterectomy: A five year experience[J]. Surg Oncol, 2016 (25):66-71.

[23] Bats A S, Frati A, Mathevet P, et al. Contribution of lymphoscintigraphy to intraoperative sentinel lymph node detection in early cervical cancer: Analysis of the prospective multicenter SENTICOL cohort[J]. Gynecol Oncol, 2015 (137):264-269.

[24] Peters W A, Liu P Y, Barrett R J, et al. Concurrent chemotherapy and pelvic radiation therapy compared with pelvic radiation therapy alone as adjuvant therapy after radical surgery in high-risk early-stage cancer of the cervix[J]. J Clin Oncol, 2000 (18):1606-1613.

[25] Monk B J, Wang J, Im S, et al. Rethinking the use of radiation and chemotherapy after radical hysterectomy: a clinical-pathologic analysis of a Gynecologic Oncology Group/Southwest Oncology Group/Radiation Therapy Oncology Group trial[J]. Gynecol Oncol, 2005 (96):721-728.

[26] Yoneda J Y, Braganca J F, Sarian L O, et al. Surgical treatment of microinvasive cervical cancer: analysis of pathologic features with implications on radicality[J]. Int J Gynecol Cancer, 2015 (25):694-698.

[27] Wolfson A H, Varia M A, Moore D, et al. ACR Appropriateness Criteria(R) role of adjuvant therapy in the management of early stage cervical cancer[J]. Gynecol Oncol, 2012 (125):256-262.

[28] Atri M, Zhang Z, Dehdashti F, et al. Utility of PET-CT to evaluate retroperitoneal lymph node metastasis in advanced cervical cancer:Results of ACRIN6671/GOG0233 trial[J]. Gynecol Oncol, 2016 (142):413-419.

[29] Kokka F, Bryant A, Brockbank E, et al. Hysterectomy with radiotherapy or chemotherapy or both for women with locally advanced cervical cancer[J]. Cochrane Database Syst Rev, 2015 (4):CD010260.

[30] Tewari K S, Sill M W, Long H J, et al. Improved survival with bevacizumab in advanced cervical cancer[J]. N Engl J Med, 2014 (370):734-743.

[31] Balleyguier C, Fournet C, Ben H W, et al. Management of cervical cancer detected during pregnancy: role of magnetic resonance imaging[J]. Clin Imaging, 2013 (37):70-76.

[32] Amant F, Halaska M J, Fumagalli M, et al. Gynecologic cancers in pregnancy: guidelines of a second international consensus meeting[J]. INT J GYNECOL CANCER, 2014 (24):394-403.

第 2 章

卵巢恶性肿瘤诊断与治疗指南

Guideline for diagnosis and treatment of ovarian cancer

卵巢恶性肿瘤发病率居妇科恶性肿瘤发病率第 3 位，好发于 45 ~ 60 岁女性。根据我国 2014 肿瘤年报，卵巢恶性肿瘤发病率为 7.69/10 万，死亡率为 3.41/10 万，推算每年卵巢恶性肿瘤约 5.2 万人发病，死亡约 2.25 万人。卵巢恶性肿瘤病因尚不明确，可能与遗传因素、生育、生殖内分泌因素等多种因素有关，口服避孕药、哺乳可使卵巢恶性肿瘤发病风险下降。虽然卵巢恶性肿瘤可以通过阴道超声与血清肿瘤标志物进行联合检查，但尚未找到早期发现卵巢恶性肿瘤的有效筛查方法。因此，卵巢恶性肿瘤早期诊断困难，确诊时多为晚期，其死亡率居妇科恶性肿瘤之首。规范手术、联合化疗是卵巢恶性肿瘤的主要治疗方式，但治疗后复发率高。近年来，抗血管生成靶向治疗、PARP 抑制剂应用于上皮性卵巢恶性肿瘤取得显著进展，可望提高卵巢恶性肿瘤患者的生存率。

1 筛查、遗传倾向与干预

大部分卵巢癌是散发性的，遗传性卵巢癌约占所有卵巢癌患者的 15%。遗传性卵巢癌患者平均发病年龄较散发性卵巢癌患者早，多携带 BRCA 基因（breast cancer susceptibility gene）突变，罹患其他恶性肿瘤的风险增加。病理类型主要为浆液性乳头状囊腺癌，预后较好。流行病学资料显示，无胚系 BRCA 基因突变的女性一生中患卵巢癌的概率为 1%～2%，而有 BRCA1 基因突变的女性一生中的患病风险为 21%～51%，有 BRCA2 基因突变的女性一生中的患病风险为 11%～17%。因此，有必要对高危人群进行 BRCA 基因检测。高危人群主要包括：近亲有人患乳腺癌、卵巢癌或其他相关癌症；绝经前患乳腺癌；同时患多个相关的肿瘤，如乳腺癌、卵巢癌；家族中有男性乳腺癌；有德系犹太人血统等。与卵巢癌相关的遗传性肿瘤综合征主要有遗传性乳腺癌 / 卵巢癌综合征（Hereditary Breast and Ovarian

Cancer Syndrome，HBOC）、林奇综合征（Lynch Syndrome，LS）、黑斑息肉综合征（Peutz-Jeghers Syndrome，PJS）等。这些综合征的共同特点为：常染色体显性遗传，平均发病年龄较散发性患者早，对侧卵巢发病风险高，患多种原发肿瘤的风险增加，可表现为一人罹患多种原发肿瘤，和（或）家族中多人罹患同种或多种原发肿瘤的情况。

1.1 筛查

目前没有有效的筛查手段，也不支持对一般人群进行常规的卵巢癌筛查，但应重视一些卵巢癌相关的临床症状，如腹胀、盆腔或腹部疼痛、腹围增加、易饱感，或尿频尿急，特别是这些症状为新发，或经常出现，应及时进一步检查。对于高危人群（如 BRCA 基因突变携带者，有家族史），用阴道超声联合血清 CA125 检测进行监测的价值仍有待验证。应对女性加强可能与卵巢癌相关症状的教育，如盆腹腔疼痛、腹胀、尿频尿急等，如持续数周应及时进行进一步评估。

1.2 基因检测

符合以下情况一项或多项的个体，建议进行相关的基因检测：

①家族中存在已知的 BRCA1/2 基因突变。

②卵巢癌病史，或患其他 HBOC 相关肿瘤，且确诊卵巢癌及相关肿瘤时，年龄 ≤ 50 岁。

③患 HBOC 相关肿瘤，且确诊年龄 ≤ 60 岁，并且有第 2 个原发肿瘤，或三阴性乳腺癌，或至少 1 个近亲属患 HBOC 相关肿瘤。

④近亲属中至少 2 人患 HBOC 相关肿瘤。

⑤男性乳腺癌患者，或有男性近亲属患乳腺癌，肿瘤组织检测到 BRCA1/2 基因突变，但未行胚系分析。

⑥林奇综合征、黑斑息肉综合征的筛查参考美国国家综合癌症网络（NCCN）临床实践指南，遗传 / 家族高风险评估 – 结直肠癌。对家族中存在已知基因突变的个体，建议首先针对该特定基因突变进行检测。对于家族中没有已知基因突变的个体，应首先对肿瘤患者进行检测，无法对患者进行检测时，才考虑直接对非患者进行检测。当患者个人史或家族史指向某个特定综合征时，应针对该综合征的基因进行检测。如果针对性的基因检测未发现有害突变，但患者个人或家族史证据很强时，可考虑多基因检测。在进行多基因检测前后提供专业遗传学咨询非常重要。

1.3 基因突变携带者的风险管理

①对于 BRCA1 基因突变携带者，建议在 35 ～ 40 岁或完成生育后进行预防性输卵管和卵巢切除。BRCA2 基因相关卵巢癌的确诊年龄通常较 BRCA1 基因相关卵巢癌晚 8 ～ 10 年，故 BRCA2 基因突变携带者可考虑延迟至 40 ～ 45 岁进行预防性附件切除。在考虑预防性手术时，应与基因突变携带者详细讨论手术的风险与获益。仅行输卵管切除术不是降低患癌风险的标准手术，输卵管切除的女性仍有患卵巢癌和腹膜癌的风险。在绝经前进行预防性卵巢切除可能降低乳腺癌风险，但降低的程度不确定。

②对于林奇综合征、黑斑息肉综合征相关基因突变携带者，进行双侧输卵管、卵巢的切除和子宫的切除应基于个体情况，如是否生育、绝经情况、合并症、家族史等因素。

③口服避孕药物可以降低发生卵巢癌的风险，风险降低的程度与服用药物的时间呈正相关。口服避孕药物是否会增加乳腺癌的患病风险一直存在争议，故口服避孕药物预防卵巢癌适用于已行预防性乳腺切除术的 BRCA 基因突变携带者。

2 组织病理分类

上皮性肿瘤最为常见，占90%以上。性索间质肿瘤占5%～6%，生殖细胞肿瘤占2%～3%。在上皮性卵巢癌中，高级别浆液性癌（High Grade Serous Carcinoma，HGSC）占70%，子宫内膜样癌占10%，透明细胞癌占10%，黏液性癌占3%，低级别浆液性癌（Low Grade Serous Carcinoma，LGSC）<5%。交界性肿瘤不再沿用低度恶性潜能肿瘤的名称，其浸润性种植从组织形态学和生物学行为上更相似于 LGSC，见表 2-1。

表 2-1　2014 年 WHO 卵巢肿瘤组织病理分类

浆液性肿瘤	浆液性囊腺瘤	良性
	浆液性腺纤维瘤	良性
	浆液性表面乳头状瘤	良性
	浆液性交界性肿瘤 / 非典型增生性浆液性肿瘤	交界性
	浆液性交界性肿瘤 - 微乳头亚型 / 非侵袭性低级别浆液性癌	原位癌 / 上皮内瘤变Ⅲ级
	低级别浆液性腺癌	恶性
	高级别浆液性腺癌	恶性

黏液性肿瘤	黏液性囊腺瘤	良性
	黏液性腺纤维瘤	良性
	黏液性交界性肿瘤 / 非典型增生性黏液性肿瘤	交界性
	黏液性腺癌	恶性
子宫内膜样肿瘤	子宫内膜异位囊肿	良性
	子宫内膜样囊腺瘤	良性
	子宫内膜样腺纤维瘤	良性
	子宫内膜样交界性肿瘤 / 非典型增生性子宫内膜样肿瘤	交界性
	子宫内膜样腺癌	恶性
透明细胞肿瘤	透明细胞囊腺瘤	良性
	透明细胞腺纤维瘤	良性
	透明细胞交界性肿瘤 / 非典型增生性透明细胞肿瘤	交界性
	透明细胞癌	恶性
Brenner 肿瘤	Brenner 瘤	良性
	交界性 Brenner 瘤 / 非典型增生性 Brenner 瘤	交界性
浆—黏液性肿瘤	浆—黏液性囊腺瘤	良性
	浆—黏液性腺纤维瘤	良性
	浆—黏液性交界性肿瘤 / 非典型增生性浆—黏液性肿瘤	交界性
	浆—黏液性癌	恶性
未分化癌		恶性
间叶源性肿瘤	低级别内膜间质肉瘤	恶性
	高级别内膜间质肉瘤	恶性

续表

混合性上皮性/间叶源性肿瘤	腺肉瘤	恶性
	癌肉瘤	恶性
性索间质肿瘤（单纯间质肿瘤）	纤维瘤	良性
	富于细胞性纤维瘤	交界性
	卵泡膜细胞瘤	良性
	硬化性腹膜炎的黄素化卵泡膜细胞瘤	良性
	纤维肉瘤	恶性
	硬化性间质瘤	良性
	印戒细胞间质瘤	良性
	微囊性间质瘤	良性
	Leydig 细胞瘤	良性
	类固醇细胞瘤	良性
	恶性类固醇细胞瘤	恶性
性索间质肿瘤（单纯性索肿瘤）	成年型颗粒细胞瘤	恶性
	幼年型颗粒细胞瘤	交界性
	Sertoli 细胞瘤	交界性
	环状小管性索间质瘤	交界性
混合性性索间质肿瘤	Sertoli-Leydig 细胞瘤	
	高分化型	良性
	中分化型	交界性
	伴异源成分	交界性
	低分化型	恶性
	伴异源成分	恶性
	网状型	交界性
	性索间质肿瘤（非特指）	交界性

生殖细胞肿瘤	无性细胞瘤	恶性
	卵黄囊瘤	恶性
	胚胎癌	恶性
	非妊娠性绒癌	恶性
	成熟性畸胎瘤	良性
	未成熟畸胎瘤	恶性
	混合性生殖细胞肿瘤	恶性
单胚层畸胎瘤和伴皮样囊肿的体细胞型肿瘤	良性卵巢甲状腺肿	良性
	恶性卵巢甲状腺肿	恶性
	类癌	恶性
	卵巢甲状腺肿类癌	交界性
	黏液性类癌	恶性
	神经外胚层肿瘤	
	皮脂腺肿瘤	
	皮脂腺瘤	良性
	皮脂腺癌	恶性
	其他少见单胚层畸胎瘤	
	癌	
	鳞状细胞癌	恶性
	其他	
生殖细胞—性索间质肿瘤	性母细胞瘤（包括伴恶性生殖细胞肿瘤的性母细胞瘤）	交界性
	混合性生殖细胞—性索细胞肿瘤（未分类）	交界性

续表

杂类肿瘤	卵巢网腺瘤	良性
	卵巢网腺癌	恶性
	Wolffian 肿瘤	交界性
	小细胞癌（高钙血症型）	恶性
	Wilms 肿瘤	恶性
	副神经节瘤	交界性
	实性假乳头状肿瘤	交界性
间皮肿瘤	腺瘤样瘤	良性
	间皮瘤	恶性
软组织肿瘤	黏液瘤	良性
	其他	
肿瘤样病变	卵泡囊肿	良性
	黄体囊肿	良性
	巨大孤立性黄素化卵泡囊肿	良性
	高反应性黄素化	良性
	妊娠黄体瘤	良性
	间质增生	良性
	间质泡膜增生症	良性
	纤维瘤病	良性
	重度水肿	良性
	Leydig 细胞增生	良性
	其他	
淋巴及髓系肿瘤	淋巴瘤	恶性
	浆细胞瘤	恶性
	髓系肿瘤	恶性

3 分期

采用国际妇产科联盟（FIGO）的手术病理分期，2013 年进行了最新修订。其分期标准见表 2-2。

表 2-2　卵巢癌—输卵管癌—原发性腹膜癌分期标准（FIGO，2013）

分期	描述
I 期	肿瘤局限于卵巢或输卵管
I A	肿瘤局限于一侧卵巢（包膜完整）或输卵管，卵巢和输卵管表面无肿瘤；腹水或腹腔冲洗液未找到癌细胞
I B	肿瘤局限于双侧卵巢（包膜完整）或输卵管，卵巢和输卵管表面无肿瘤；腹水或腹腔冲洗液未找到癌细胞
I C	肿瘤局限于单或双侧卵巢或输卵管，并伴有如下任何一项：
	I C1：术中肿瘤包膜破裂
	I C2：术前肿瘤包膜已破裂或卵巢、输卵管表面有肿瘤
	I C3：腹水或腹腔冲洗液中找到癌细胞
II 期	肿瘤累及一侧或双侧卵巢或输卵管伴盆腔扩散（在骨盆入口平面以下）或原发性腹膜癌
II A	肿瘤扩散至或种植到子宫和（或）输卵管和（或）卵巢
II B	肿瘤扩散至其他盆腔内组织
III 期	肿瘤累及单侧或双侧卵巢、输卵管或原发性腹膜癌，伴有细胞学或组织学证实的盆腔外腹膜转移，或腹膜后淋巴结转移

续表

III A	III A1：仅有腹膜后淋巴结阳性（细胞学或组织学证实）
	III A1（i）期：淋巴结转移灶最大直径≤ 10 mm；III A1（ii）期：淋巴结转移灶最大直径＞ 10 mm
	III A2：显微镜下盆腔外腹膜受累，伴或不伴腹膜后阳性淋巴结
III B	肉眼可见盆腔外腹膜转移，病灶最大直径≤ 2 cm，伴或不伴腹膜后阳性淋巴结
III C	肉眼可见盆腔外腹膜转移，病灶最大直径＞2 cm，伴或不伴腹膜后阳性淋巴结（包括肝、脾表面受累，但无脏器实质转移）
IV 期	超出腹腔外的远处转移
IV A	胸腔积液细胞学检查发现癌细胞
IV B	肝、脾实质受累，腹腔外器官转移（包括腹股沟淋巴结转移或腹腔外淋巴结转移）

注：肝包膜转移为 III 期，肝实质转移及腹腔内空腔脏器全层累及为 IV B 期；胸水必须找到恶性细胞才能分为 IV A 期；I C3：如果细胞学检查阳性，应注明是腹水还是腹腔冲洗液。

4 诊断原则和依据

①详细的病史采集（强调家族遗传史的询问）。

②全面的体格检查（包括妇科检查）。

③影像学检查：计算机断层扫描（CT）/磁共振成像（MRI）/超声（US），必要时行正电子发射计算机断层显像（PET/CT）检查。

④胸部 X 线或 CT 检查，若有胸腔积液需穿刺抽取积液做细胞学检查。

⑤肿瘤标志物检测：包括癌抗原125（CA125）、人附睾蛋白4（HE4）、CA153、CA199、甲胎蛋白（AFP）、β-人绒毛膜促性腺激素（β-HCG）、雌二醇（E2）、孕酮（P）、鳞状上皮细胞癌抗原（SCCA）、神经元特异性烯醇化酶（NSE）、癌胚抗原（CEA）等；基于 CA125 和 HE4 检测的卵巢癌风险预测值（Risk of Ovarian Malignancy Algorithm，ROMA）对鉴别盆腔肿物的良恶性有帮助。

⑥注意排除胃肠道原发肿瘤，当盆腔肿物为实性时，胃肠道检查（胃镜、肠镜）尤为必要。

⑦注意乳腺检查，特别是有乳腺肿瘤家族史时，应考虑行乳腺超声和（或）钼靶检查。

⑧根据情况可选择的检查：胃肠钡餐、钡灌肠、静脉肾盂造影、盆腹 X 线等检查。酌情进行腹腔镜、膀胱镜等检查。

⑨对接受保留生育功能手术的患者，如果卵巢肿瘤的病理类型为子宫内膜样癌，需行诊断性刮宫或宫腔镜检查。

⑩确诊需病理组织学检查。对不能直接行减瘤手术患者，应进行肿物穿刺活检或腹腔镜探查取活检（囊性肿瘤不宜穿刺）。但不建议以腹水细胞学检查结果作为确诊依据。对特殊病例，临床高度怀疑卵巢癌，但无法取得组织病理活检者，则必须进行腹水细胞学诊断，且血清 CA125/CEA 比值大于 25。

5 初始治疗

治疗原则：以手术为主，辅助化疗，强调综合治疗。

5.1 手术治疗

5.1.1 全面分期手术

1）指征

适用于临床早期的卵巢恶性肿瘤患者。腹腔镜手术仅适用于肿瘤体积小，可以完整装入取物袋中取出的病例。建议由有经验的妇科肿瘤医师施行腹腔镜手术。

2）分期手术原则及内容（见表 2-3）。

表 2-3　全面分期手术的内容

术前肠道准备
足够长的腹部纵行切口
抽取腹水或盆、腹腔冲洗液进行脱落细胞学检查
尽可能完整取出卵巢肿瘤，避免包膜破裂，并送术中快速冰冻病理切片
全子宫双附件切除术，高位断扎骨盆漏斗韧带

全面探查及评估所有腹膜、肠表面、横膈、肝脾表面，对粘连或可疑之处进行活检，以及腹膜随机取样活检，包括子宫直肠窝、膀胱浆膜面、盆腔侧腹膜、两侧结肠旁沟、横膈面（也可使用细胞刮片行膈下细胞学取样）

沿横结肠切除大网膜

腹主动脉旁淋巴结切除水平至少达肠系膜下动脉血管水平，最好达肾血管水平，包括下腔静脉和腹主动脉周围，以及动静脉之间的淋巴结

两侧盆腔淋巴结切除应包括髂总血管前外侧、髂内外血管表面及闭孔神经上方的淋巴结

性索间质肿瘤可不进行淋巴结切除

若为黏液性肿瘤，应切除阑尾

切除所有肉眼可见的腹盆腔病灶，残留灶最大径不超过 1 cm

术后详细记录病变范围和大小、术式、残留病灶部位及大小、卵巢肿瘤是否自发破裂或术中破裂

5.1.2 再次全面分期手术

1）指征

因各种原因在首次手术时未能行全面分期手术，术后尚未进行抗肿瘤化疗的，应考虑再次手术，完成全面探查和分期的手术。尤其适用于早期低危（即可能为 I A 期 G_1 或 I B 期 G_1）术后无须化疗的患者。如果可能为早期高危患者（如 I A 期 G_2/G_3 或 I B 期 G_2/G_3，I C 期，II 期或透明细胞癌），可先行 CT 或 MRI 等影像学检查。有残留灶也应再次手术分期；如影像学检查无残留灶，且患者对再次手术有顾虑时，可给予铂类联合化疗 6 个疗程。手术分期不完全

包括如下情形：

①子宫未切除。

②附件未切除。

③大网膜未切除。

④分期记录不完整。

⑤有残留灶并可能再行切除。

⑥淋巴结未切除。

⑦预防性切除手术时发现附件隐匿性浸润癌等。

2）手术原则及内容

①如果首次手术时已完整切除肿瘤，无明显肿瘤残留，可考虑经腹腔镜行再次分期手术。

②手术方式和内容与全面分期手术相同。

5.1.3 保留生育功能的全面分期手术

1）指征

①对卵巢恶性生殖细胞肿瘤患者，不论临床期别早晚，均可考虑实施保守性手术，包括仔细全面的探查、所有可疑部位的活检、局部的肿瘤切除及细胞减灭术等。若患者有生育要求，并且其子宫和一侧卵巢外观无肿瘤，可行保留生育功能的全面分期手术。

②对上皮性卵巢癌患者，则要求严格满足下列条件才能保留生育功能。患者年轻，渴望生育，无不孕不育因素，分化好的ⅠA期或ⅠC期、非透明细胞癌；子宫和对侧卵巢外观正常；有随诊条件。完成生育后视情况可能需再次手术切除子宫及对侧附件。

2）手术原则及内容

保留子宫和正常一侧的附件。若对侧卵巢外观正常，则不必做活检，以免引起继发性不孕；盆腔和腹主动脉旁淋巴结切除；其余同全面分期手术。

5.1.4 肿瘤细胞减灭术

1）指征

①初始肿瘤细胞减灭术（Primary Debulking Surgery，PDS），适用于临床拟诊断为中晚期（部分Ⅱ期、Ⅲ期和Ⅳ期）的卵巢恶性肿瘤患者。

②中间性肿瘤细胞减灭术（Interval Debulking Surgery，IDS），适用于新辅助化疗（Neoadjuvant Chemotherapy，NACT）后肿瘤缩小，达到部分缓解（PR）或稳定（SD），且经评估有可能满意减灭的晚期病例；或首次减灭手术时残留肿瘤较多较大，经2～3个疗程化疗后再次手术的病例。

③最大程度的 PDS 应在患者可以耐受手术或无严重内科合并症的前提下进行。

2）手术原则及内容（表 2-4）

表 2-4 初始肿瘤细胞减灭术的内容

术前充分肠道准备
足够长的腹部纵行切口
抽取腹水或盆、腹腔冲洗液进行脱落细胞学检查
术中送快速冰冻病理检查
全面探查盆腹腔，特别注意横膈、双侧结肠旁沟
切除所有受累的网膜
腹、盆腔转移灶切除
全子宫和双附件切除（卵巢动静脉高位断扎），必要时游离输尿管
根据术中探查情况，切除受累的肠管、阑尾、部分膀胱或输尿管、脾脏（或）和远端胰体尾、部分膈肌、胆囊、部分肝脏、部分胃等脏器
尽可能剥离切除受累的腹膜，包括膈肌表面的肿瘤
以下情况应考虑行腹膜后（腹主动脉旁和盆腔）淋巴结切除：①临床拟诊 II 期及以下的病例，以准确分期。②腹膜后淋巴结明显增大者，以缩减肿瘤。③对达到满意减瘤的病例，应考虑切除腹膜后淋巴结，以提高无进展生存（PFS）
尽最大努力切除所有病灶，使残留病灶最大径不超过 1 cm，争取达到无肉眼可见残留病灶
术后详细记录病灶形态和范围、手术方式和名称、残留病灶部位及大小等

3）手术满意度评价（必须在手术记录中说明）

①满意肿瘤细胞减灭术：单个残留肿瘤病灶最大径 ≤ 1 cm 记录

为 R1，完全切净肿瘤记录无肉眼残留肿瘤为 R0。

②不满意肿瘤细胞减灭术：单个残留肿瘤病灶最大径 >1 cm。

4）强调晚期卵巢癌手术应由妇科肿瘤医师评估并实施

研究证据显示，由妇科肿瘤医师实施的卵巢癌手术，其疗效优于普通妇科医师和外科医师。

5.2 辅助化疗

5.2.1 新辅助化疗（Neoadjuvant Chemotherapy，NACT）

1）共识

对卵巢癌进行 NACT 一直存有争议。目前的共识是，晚期卵巢癌行 NACT 后再施行 IDS，其疗效不劣于 PDS 治疗模式。必须由妇科肿瘤医师进行评估，决定是否先行 NACT。对于一些虽然机体状态适合于 PDS，但如果妇科肿瘤医师认定达到满意减瘤可能性不大的患者，应推荐 NACT，而不采用 PDS。先接受 NACT 患者的围手术期和术后并发症发生率以及病死率更低，住院时间更短。

2）指征、方案和疗程

①适用于 III/IV 期患者，特别是大量胸腹水者，不适用于早期病例。

②取得病理诊断。

③经体检和影像学检查评估，或手术探查（包括腹腔镜探查）评估，难以达到满意减瘤。

④围手术期高危患者，如高龄、有内科合并症或无法耐受 PDS 者。

⑤经 3 ~ 4 个疗程 NACT 后，应考虑 IDS。

⑥ NACT 的方案与术后辅助化疗的一线方案相同，一般用静脉化疗。

⑦ NACT 时需慎用贝伐单抗。

5.2.2 术后辅助化疗

1）上皮性卵巢癌和卵巢性索间质恶性肿瘤化疗指征和疗程

①Ⅰ A 和 Ⅰ B 期，G_1 分化，全面分期手术后，无需辅助化疗。

②Ⅰ A 和 Ⅰ B 期，G_2 分化，可观察或酌情给予化疗 3 ~ 6 个疗程。

③其他 Ⅰ 期，全面分期手术后，化疗 3 ~ 6 个疗程，高级别浆液性腺癌推荐 6 个疗程。

④Ⅱ ~ Ⅳ 期：术后视手术满意度决定化疗疗程数以及是否行再次细胞减灭术。接受满意细胞减灭术的患者共化疗 6 个疗程（包括新辅助化疗的疗程数），或在血清肿瘤标志物正常后至少化疗 2 个疗程，或根据妇科肿瘤医生判断化疗至 8 个疗程。

⑤对达到满意减灭术的晚期患者，可给予腹腔灌注化疗。

⑥Ⅰ 期成年型颗粒细胞瘤可不接受化疗，但 Ⅰ A 期以上幼稚型颗

粒细胞瘤需给予化疗。

⑦紫杉醇联合卡铂仍是上皮性卵巢癌一线化疗的标准方案和首选方案。在此方案中，加入第 3 种化疗药或其他三药联合的化疗方案，不仅不能提高疗效，还会增加毒性。

⑧其他可以替代的一线化疗的方案见表 2-5。多西他赛联合卡铂和脂质体多柔比星（PLD）联合卡铂，主要优点是神经毒性低，脱发较轻，可用于不能耐受紫杉醇毒性的患者。剂量密集型紫杉醇周疗联合卡铂 3 周给药可改善晚期卵巢癌患者的总生存和无进展生存，缺点是贫血和生活质量略有下降。对于高龄、体力状况评分差的患者，小剂量紫杉醇周疗和卡铂周疗也是一种选择。

2）恶性生殖细胞肿瘤化疗指征和疗程

①对ⅠA期无性细胞瘤和ⅠA期肿瘤细胞分化好的未成熟畸胎瘤，在全面分期手术后，可随访观察，不需化疗。

②其他临床期别者在分期手术或满意的肿瘤细胞减灭术后，都应接受 3～4 个疗程化疗，或在血清学肿瘤标志物检测正常后再化疗 2 个疗程。

③首选 BEP/EP 方案。

3）交界性肿瘤的化疗指征和疗程

①所有期别的交界性卵巢肿瘤患者，在进行满意的减灭术后，如

表 2-5　上皮性卵巢癌一线化疗方案

	化疗方案	用法用量	周期及疗程	备注
静脉给药	TC 3 周疗	紫杉醇 175 mg/m² D1；卡铂 AUC 5～6 D1	每 3 周重复，共 6 个疗程	
	剂量密集型 TC	紫杉醇 80 mg/m² D1, 8, 15；卡铂 AUC 5～6 D1	每 3 周重复，共 6 个疗程	
	TC 周疗	紫杉醇 60 mg/m² D1；卡铂 AUC 2 D1	每周重复，共 18 周	可用于年龄大或情况差患者
	DC	多西他赛 60～75 mg/m² D1；卡铂 AUC 5～6 D1	每 3 周重复，共 6 个疗程	
	PLD+C	脂质体多柔比星 30 mg/m² D1；卡铂 AUC 5 D1	每 4 周重复，共 6 个疗程	
腹腔给药	TP	紫杉醇 135 mg/m² IV D1；顺铂 75～100 mg/m² IP D2；紫杉醇 60 mg/m² IP D8	每 3 周重复，共 6 个疗程	用于 IDS 后的辅助化疗
	TC	紫杉醇 135 mg/m² IV D1；卡铂 AUC 6 IP D1；紫杉醇 60 mg/m² IP D8	每 3 周重复，IDS 后至少 3 个疗程	用于 IDS 后的辅助化疗
含贝伐单抗	TC + Bev	紫杉醇 175 mg/m²，卡铂 AUC 5～6，贝伐单抗 7.5 mg/kg D1	每 3 周重复，共 5～6 个疗程，然后贝伐单抗巩固 12 个疗程	NCCN 指南中共识分类为 2 B
	TC + Bev	紫杉醇 175 mg/m²，卡铂 AUC 6 D1；贝伐单抗 15 mg/kg，第 2 个周期开始 D1	每 3 周重复，共 6 个疗程，然后贝伐单抗巩固至 22 个疗程	NCCN 指南中共识分类为 2 B

注：AUC 为曲线下面积；IV 为静脉注射；IP 为腹腔注射。

果转移灶也是交界性肿瘤，术后可以不进行辅助化疗。

②腹盆腔播散病灶的病理检查结果为浸润性种植时，术后应进行化疗。

③短期内腹腔复发的患者，应考虑给予化疗。

④方案和疗程参见上皮性卵巢癌。

5.2.3 一线化疗方案

①上皮性卵巢癌一线化疗方案见表 2-5。

②恶性生殖细胞肿瘤和性索间质肿瘤一线化疗方案见表 2-6。

③少见卵巢恶性肿瘤的一线化疗方案见表 2-7。

表 2-6　恶性生殖细胞肿瘤和性索间质肿瘤一线化疗方案

病理类型		化疗方案	疗程	备注
恶性生殖细胞肿瘤	BEP 方案	博来霉素 30 mg 每周给药，依托泊苷 100 mg/m² D1～5，顺铂 20 mg/m² D1～5	每 21 d 重复，低危者 3 个疗程，高危者 4 个疗程	对于ⅠB～Ⅲ期无性细胞瘤患者，术后化疗时最大限度降低其毒性至关重要，可使用 3 个周期的该方案
	EP 方案	卡铂 400 mg/m² D1，依托泊苷 120 mg/m² D1～3	每 4 周重复，共 3 个疗程	
恶性性索间质肿瘤	BEP 或 TC 方案	剂量同恶性生殖细胞肿瘤		

表 2-7　少见卵巢恶性肿瘤的一线化疗方案

病理类型	一线化疗方案	内分泌治疗
癌肉瘤（MMMT）	同上皮性卵巢癌的各种腹腔及静脉化疗方案	
	吉西他滨＋多西他赛	
	卡铂＋异环磷酰胺	
	顺铂＋异环磷酰胺	
	紫杉醇＋异环磷酰胺	
透明细胞癌	同上皮性卵巢癌的各种腹腔及静脉化疗方案	
黏液性肿瘤	同上皮性卵巢癌的各种腹腔及静脉化疗方案 5-FU＋亚叶酸钙＋奥沙利铂 卡培他滨＋奥沙利铂	
交界性及低级别浆液性／子宫内膜样上皮癌 G_1	同上皮性卵巢癌的各种腹腔及静脉化疗方案	芳香化酶抑制剂（阿那曲唑、来曲唑）；亮丙瑞林等；他莫昔芬

5.3 初治卵巢癌的靶向药物治疗

5.3.1 贝伐单抗（bevacizumab）

研究表明，在卵巢癌一线化疗的同时加入抗血管生成的靶向药物贝伐单抗，并且在完成化疗后继续用贝伐单抗维持治疗，可以使晚期患者的无进展生存期（PFS）提高 2 ～ 4 个月，尤其是对不满意减瘤或者合并腹水的晚期卵巢癌患者。其主要毒副反应是出血、高血压和肠穿孔。

5.3.2 帕唑帕尼（pazopanib）

帕唑帕尼是一种血管内皮生长因子（VEGF）及血小板衍生生长因子受体抑制剂。前瞻性随机对照研究发现，帕唑帕尼用于一线治疗后无进展的晚期卵巢癌患者的维持治疗，与安慰剂组相比，其PFS提高了5～6个月，但总生存期（OS）无差异。相同设计的亚洲临床研究结果却显示，帕唑帕尼没有改善东亚晚期卵巢癌患者的PFS。

5.3.3 奥拉帕尼（olaparib）

奥拉帕尼是一种DNA修复酶（PARP）抑制剂。研究结果显示，奥拉帕尼用于一线治疗后无进展gBRCA突变晚期卵巢癌患者的维持治疗，明显改善了PFS，降低了70%的复发风险，生存数据研究尚未成熟，仍在观察中。尼拉帕尼（niraparib）用于晚期卵巢癌患者一线治疗后的维持治疗的研究也在进行中。

6 复发后的治疗

6.1 复发性卵巢癌的分型

①铂类敏感型是指对初期以铂类药物为基础的治疗有明确反应，且已经达到临床缓解，停用化疗后 12 个月以后出现进展或复发。

②铂类部分敏感型是指对初期以铂类药物为基础的治疗有明确反应，且已经达到临床缓解，停用化疗后在 6 ～ 12 个月内出现进展或复发。

③铂类耐药型是指对初期的化疗有反应，但在完成化疗后 6 个月内进展或复发。

④难治型是指对初始化疗无反应，如肿瘤稳定或肿瘤进展，包括在含铂化疗期间及化疗后 4 周内进展者。

6.2 复发性卵巢癌的处理原则

①局部复发病灶经评估能再次切除者应考虑行再次细胞减灭术。术后按复发类型，并参考既往化疗史选择二线或三线化疗方案，可考虑选用备选药物，根据再次细胞减灭术的满意度决定化疗疗程数。

②不能再次手术切除病灶的患者根据复发类型选择二线化疗方案。如果化疗后肿瘤缩小或局限，可考虑再次行肿瘤细胞减灭术。

③以下情况进行再次肿瘤细胞减灭术宜慎重选择和个体化考虑：a. 病灶无法满意切除者。b. 已用过多个方案化疗、多药耐药者。

④放射治疗应经过多学科会诊讨论决定，原则上仅对局灶性复发，且对多种化疗方案耐药的病例考虑使用，多作为姑息性放疗。放疗方式（外照射、腔内后装放疗或放射性粒子植入）及剂量个体化制订。

⑤鼓励复发患者参加临床试验。

6.3 二线化疗和靶向治疗

6.3.1 复发上皮性卵巢癌

对复发的上皮性卵巢癌，应首先进行分型。复发性卵巢癌分型中的铂类耐药型、难治型均属于耐药型复发。对铂类敏感型复发，首选以铂类为基础的联合化疗或铂类单药化疗方案。对铂耐药型复发，则首选非铂类单药化疗或加抗血管生成靶向药物的联合化疗。

PARP 抑制剂能改善复发卵巢癌患者的疗效。奥拉帕尼维持治疗对有 BRCA 基因突变的复发患者 PFS 的提高尤其显著。鲁卡帕尼

（rucaparib）除了在 BRCA 基因突变的铂敏感复发患者中明显改善了 PFS，在野生型 BRCA 基因杂合性缺失（loss of heterozygosity，LOH）比率高的患者中也有很好的疗效。尼拉帕尼（niraparib）则对 BRCA 基因突变和有同源重组缺陷（HRD）的复发患者有较好的疗效。

此外，化疗联合 VEGF 受体抑制剂（贝伐单抗、西地尼布等）有一定的疗效（表 2-8）。

表 2-8　复发上皮性卵巢癌的二线化疗方案

类别	首选化疗方案和靶向药物	备选化疗药物和靶向药物	其他药物
铂敏感复发	卡铂	六甲蜜胺	芳香化酶抑制剂
	卡铂＋多西他赛	卡培他滨	醋酸亮丙瑞林
	卡铂＋吉西他滨	环磷酰胺	醋酸甲地孕酮
	卡铂＋吉西他滨＋贝伐单抗	多柔比星	他莫昔芬
	卡铂＋多柔比星脂质体	异环磷酰胺	
	卡铂＋白蛋白结合型紫杉醇	伊立替康	
	卡铂＋紫杉醇	马法兰	
	卡铂＋紫杉醇（周疗）	奥沙利铂	
	顺铂	洛铂	
	顺铂＋吉西他滨	紫杉醇	
	贝伐单抗	白蛋白结合型紫杉醇	
	奥拉帕尼	脂质体紫杉醇	

铂耐药复发	多西他赛	培美曲赛
	依托泊苷口服	长春瑞滨
	吉西他滨	帕唑帕尼
	多柔比星脂质体	鲁卡帕尼
	多柔比星脂质体＋贝伐单抗	尼拉帕尼
	紫杉醇周疗 ± 帕唑帕尼	
	紫杉醇周疗＋贝伐单抗	
	拓扑替康	
	拓扑替康＋贝伐单抗	
	贝伐单抗	
	奥拉帕尼	
	鲁卡帕尼	
黏液性肿瘤复发	氟尿嘧啶＋四氢叶酸＋奥沙利铂 ± 贝伐单抗	
	卡培他滨＋奥沙利铂	

6.3.2 复发恶性生殖细胞和性索间质肿瘤

对复发的卵巢生殖细胞恶性肿瘤，如果仍有治愈可能，应该首先推荐在有条件做骨髓移植的中心进行大剂量化疗（high-dose chemotherapy）。放射治疗仅用于局部复发的姑息治疗，见表 2-9、表 2-10。

表 2-9　复发卵巢恶性生殖细胞肿瘤的二线化疗方案

可能治愈的方案	姑息化疗方案
大剂量化疗＋骨髓移植	顺铂＋依托泊苷
	多西他赛
紫杉醇＋异环磷酰胺＋顺铂	多西他赛＋卡铂
	紫杉醇
	紫杉醇＋异环磷酰胺
	紫杉醇＋卡铂
	紫杉醇＋吉西他滨
	顺铂＋异环磷酰胺＋依托泊苷（VIP）
	顺铂＋异环磷酰胺＋长春碱（VeIP）
	长春新碱＋达卡巴嗪＋环磷酰胺（VAC）
	紫杉醇＋异环磷酰胺＋顺铂（TIP）

表 2-10　复发卵巢恶性性索间质肿瘤的二线化疗方案

化疗方案	激素治疗	靶向药物
多西他赛	芳香化酶抑制剂	贝伐单抗（单药应用）
紫杉醇	醋酸亮丙瑞林（用于颗粒细胞瘤）	
紫杉醇＋异环磷酰胺	他莫昔芬	
紫杉醇＋卡铂		
长春碱＋达卡巴嗪＋环磷酰胺		

6.4 单纯 CA125 升高的处理

一些患者在完成初始手术和辅助化疗后，达到临床完全缓解，在常规的随访和监测中发现 CA125 水平上升，但没有肿瘤复发的症状、体征和影像学证据，对其处理可选择以下方法之一：①使用他莫昔芬（tamoxifen）或其他激素类药物；②参加临床试验；③随诊观察直至临床复发；④立即按复发肿瘤进行化疗。

7 随访

7.1 随访间隔

①第 1 ～ 2 年，每 2 ～ 3 个月 1 次。

②第 3 ～ 5 年，每 4 ～ 6 个月 1 次。

③5 年后，每 6 ～ 12 个月 1 次。

7.2 随访内容

①每次随访询问症状，并进行体检。

②每 2～3 个月检测肿瘤标志物。

③每 3～6 个月复查胸片和腹盆超声检查。

④每年复查盆腔和腹腔 CT 或 MRI 或 PET/CT。

参考文献

[1] 马亚琪，王昀，刘爱军. WHO(2014) 卵巢肿瘤组织学分类 [J]. 诊断病理学杂志，2014,21(8):530-531.

[2] Reid B M, Permuth J B, Sellers TA. Epidemiology of ovarian cancer: a review[J]. Cancer Biol Med, 2017,14(1):9-32.

[3] Hauptmann S, Friedrich K, Redline R, et al. Ovarian borderline tumors in the 2014 WHO classification: evolving concepts and diagnostic criteria[J]. Virchows Arch, 2017,470(2):125-142.

[4] Prat J. Ovarian, fallopian tube and peritoneal cancer staging: Rationale and explanation of new FIGO staging 2013[J]. Best Pract Res Clin Obstet Gynaecol, 2015,29(6):858-869.

[5] Wright J D, Shah M, Mathew L,et al. Fertility preservation in young women with

epithelial ovarian cancer[J]. Cancer, 2009,115(18):4118-4126.

[6] Satoh T, Hatae M, Watanabe Y, et al. Outcomes of fertility-sparing surgery for stage I epithelial ovarian cancer: a proposal for patient selection[J].J Clin Oncol, 2010,28(10):1727-1732.

[7] Earle C C, Schrag D, Neville B A, et al. Effect of surgeon specialty on processes of care and outcomes for ovarian cancer patients[J]. J Natl Cancer Inst, 2006,98(3):172-180.

[8] Giede K C, Kieser K, Dodge J, et al. Who should operate on patients with ovarian cancer? An evidence-based review[J]. Gynecol Oncol, 2005,99(2):447-461.

[9] Engelen M J, Kos H E, Willemse P H,et al. Surgery by consultant gynecologic oncologists improves survival in patients with ovarian carcinoma[J]. Cancer, 2006, 106(3):589-598.

[10] Wright A A, Bohlke K, Armstrong D K, et al. Neoadjuvant Chemotherapy for Newly Diagnosed, Advanced Ovarian Cancer: Society of Gynecologic Oncology and American Society of Clinical Oncology Clinical Practice Guideline[J]. J Clin Oncol, 2016,34(28):3460-3473.

[11] Bois du A, Weber B, Rochon J, et al. Addition of epirubicin as a third drug to carboplatin-paclitaxel in first-line treatment of advanced ovarian cancer: a prospectively randomized gynecologic cancer intergroup trial by the Arbeitsgemeinschaft Gynaekologische Onkologie Ovarian Cancer Study Group and the Groupe d'Investigateurs Nationaux pour l'Etude des Cancers Ovariens[J]. J Clin Oncol, 2006,24(7):1127-1135.

[12] Bookman M A, Brady M F, McGuire WP, et al. Evaluation of new platinum-based treatment regimens in advanced-stage ovarian cancer: a Phase III Trial of the Gynecologic Cancer Intergroup[J]. J Clin Oncol, 2009,27(9):1419-1425.

[13] Bolis G, Scarfone G, Raspagliesi F, et al. Paclitaxel/carboplatin versus topotecan/ paclitaxel/carboplatin in patients with FIGO suboptimally resected stage III-IV epithelial ovarian cancer a multicenter, randomized study[J]. Eur J Cancer, 2010,46(16):2905-2912.

[14] Pignata S, Scambia G, Ferrandina G, et al. Carboplatin plus paclitaxel versus carboplatin plus pegylated liposomal doxorubicin as first-line treatment for patients with ovarian cancer: the MITO-2 randomized phase III trial[J]. J Clin Oncol, 2011,29(27):3628-3635.

[15] Katsumata N, Yasuda M, Isonishi S,et al. Long-term results of dose-dense paclitaxel and carboplatin versus conventional paclitaxel and carboplatin for treatment of advanced epithelial ovarian, fallopian tube, or primary peritoneal cancer (JGOG 3016): a randomised, controlled, open-label trial[J]. Lancet Oncol, 2013,14(10):1020-1026.

[16] Burger R A, Brady M F, Bookman M A, et al. Incorporation of bevacizumab in the primary treatment of ovarian cancer[J]. N Engl J Med, 2011,365(26):2473-2483.

[17] Perren T J, Swart A M, Pfisterer J, et al. A phase 3 trial of bevacizumab in ovarian cancer[J]. N Engl J Med, 2011,365(26):2484-2496.

[18] Ferriss J S, Java J J, Bookman M A, et al. Ascites predicts treatment benefit of bevacizumab in front-line therapy of advanced epithelial ovarian, fallopian tube and peritoneal cancers: an NRG Oncology/GOG study[J]. Gynecol Oncol, 2015,139(1):17-22.

[19] Hall M, Gourley C, McNeish I, et al. Targeted anti-vascular therapies for ovarian cancer: current evidence[J]. Br J Cancer, 2013,108(2):250-258.

[20] Bois du A, Floquet A, Kim J W, et al. Incorporation of pazopanib in maintenance therapy of ovarian cancer[J]. J Clin Oncol, 2014,32(30):3374-3382.

[21] Kim J W, Mahner S, Wu L Y, et al. Pazopanib Maintenance Therapy in East Asian Women With Advanced Epithelial Ovarian Cancer: Results From AGO-OVAR16 and an East Asian Study[J].Int J Gynecol Cancer, 2018, 28(1): 2-10.

[22] Ledermann J, Harter P, Gourley C, et al. Olaparib Maintenance Therapy in Platinum-Sensitive Relapsed Ovarian Cancer[J]. NEJM, 2012, 366(15):1382-1392.

[23] Swisher E M, Lin K K, Oza A M, et al. Rucaparib in relapsed, platinum-sensitive high-grade ovarian carcinoma (ARIEL2 Part 1): an international, multicentre, open-label, phase 2 trial[J]. Lancet Oncol, 2017,18(1):75-87.

[24] Mirza M R, Monk B J, Herrstedt J, et al. Niraparib maintenance therapy in platinum-sensitive, recurrent ovarian cancer[J]. N Engl J Med, 2016, 375:2154-2164.

[25] Aghajanian C, Blank S V, Goff B A, et al. OCEANS: a randomized, double-blind, placebo-controlled phase III trial of chemotherapy with or without bevacizumab in patients with platinum-sensitive recurrent epithelial ovarian, primary peritoneal, or fallopian tube cancer[J]. J Clin Oncol, 2012,30(17):2039-2045.

[26] Aghajanian C, Goff B, Nycum L R, et al. Final overall survival and safety analysis of OCEANS, a phase 3 trial of chemotherapy with or without bevacizumab in patients with platinum-sensitive recurrent ovarian cancer[J]. Gynecol Oncol, 2015,139(1):10-16.

[27] Ledermann J A, Embleton A C, Raja F, et al. Cediranib in patients with relapsed platinum-sensitive ovarian cancer (ICON6): a randomised, double-blind, placebo-controlled phase 3 trial[J]. Lancet, 2016,387(10023):1066-1074.

第 3 章

子宫内膜癌诊断与治疗指南

Guideline for diagnosis and treatment of endometrial cancer

子宫内膜癌在发达国家是女性生殖系统最常见的恶性肿瘤，在我国居女性生殖系统恶性肿瘤的第二位，据 2019 年国家癌症中心统计，我国子宫内膜癌发病率为 10.28/10 万，死亡率为 1.9/10 万。相关危险因素包括高水平的雌激素（可能与肥胖、糖尿病、高脂肪饮食相关）、初潮早、未育、绝经延迟、林奇综合征（Lynch Syndrome）、高龄以及应用激素替代如他莫昔芬等。近年子宫内膜癌发病率呈上升趋势。

约有 90% 的子宫内膜癌患者，发现时肿瘤局限于子宫体，多为子宫内膜样腺癌，治疗后生存率相对较高。近年来，特殊类型子宫内膜癌比例增加，发病有年轻化趋势。

目前，尚缺乏有效的子宫内膜癌筛查手段，可探索无创筛查方法。

本指南的更新基于临床重要规范，不能解决所有的临床问题，也不能替代好的临床判断和个体化治疗。

1 遗传咨询与干预

大部分的子宫内膜癌患者是散发性的，但有 5% 左右的患者是遗传性子宫内膜癌，其特点是平均发病年龄要比散发性子宫内膜癌患者小 10 ～ 20 岁。应考虑对所有的子宫内膜癌患者（尤其是小于50 岁的患者）进行遗传基因突变的筛查［如林奇综合征 / 遗传性非息肉病性结直肠癌（HNPCC）］。对年龄小于 50 岁或者具有显著子宫内膜癌和（或）结直肠癌家族史的子宫内膜癌患者考虑进行遗传咨询及基因检测。患有林奇综合征的子宫内膜癌患者，发生第二原发肿瘤的风险显著增加（如结直肠癌或者卵巢癌）。此外，这些患者的亲属患有林奇综合征的可能性更高。

任一错配修复（MMR）基因（MLH1、MSH2、MSH6、PMS2）的胚系突变均会引起林奇综合征相关肿瘤。目前，临床上采用免疫组

化和 / 或微卫星不稳定（MSI）检测的方法对肿瘤进行错配修复基因
（dMMR）的初筛以识别需要进一步接受林奇综合征遗传基因突变检测
的患者。推荐对所有的子宫内膜癌患者进行 dMMR 的普遍筛查（参见
本章 5.4.2）。

患有林奇综合征的女性是子宫内膜癌发病的高危人群（终生发病风
险可高达 60%），建议林奇综合征患者应密切监测子宫内膜，医师应与
患者讨论危险因素，降低患子宫内膜癌的风险。可根据患者选择，在生
育完成后进行预防性全子宫双附件切除，并建议定期行肠镜等检查，适
当干预以降低患结直肠癌的风险。其亲属有林奇综合征而没有子宫内膜
癌的情况，可考虑每 1 ～ 2 年进行 1 次子宫内膜活检（参照 NCCN 遗传
性 / 家族性高风险评估：结直肠癌指南中的林奇综合征 /HNPCC 部分）。

2 检查和诊断

2.1 症状与体征

2.1.1 不规则阴道流血、流液

约 90% 的子宫内膜癌患者有不规则阴道流血症状，最常发生在

绝经后，而阴道异常排液可为浆液性或血性分泌物。对于围绝经期不规则流血、流液的患者，应该进行全身体检和妇科检查，明确出血原因，并关注体征。

2.1.2 子宫增大

因大部分子宫内膜癌被确诊时为早期，往往未发现明确的子宫增大和盆腔检查阳性，如合并子宫肌瘤可检查发现子宫增大。

2.1.3 其他

中晚期肿瘤侵犯宫颈及宫旁甚至阴道，可扪及宫旁增厚结节或阴道病灶。

2.2 评估

疑诊有子宫内膜癌，必须进行详细的全面评估。初次评估包括既往史、体格检查、影像学检查、细胞学检查、子宫内膜活检、必要的基因检测等。术前的病理诊断和影像学检查有助于判断肿瘤类型、分化程度和初步分期。

2.2.1 子宫内膜活检

子宫内膜组织病理诊断是子宫内膜癌诊断的"金标准"。病理报告需要详细地描述病理类型及分化程度等特征，必要时免疫组化辅助鉴别，以确定患者的合理的治疗方案。鉴于子宫内膜活检可能有约 10% 的假阴性，如果高度怀疑子宫内膜癌或具有典型症状，子宫内膜活检阴性者，应考虑再次诊断性刮宫，以减少漏诊。对有持续或反复的不明原因的阴道流血、流液者，宫腔镜辅助检查有助于精确定位病变部位、初步判断子宫内膜病变的良恶性。子宫内膜活检并不能判断子宫内膜病变浸润深度，鼓励治疗单位对病理诊断进行复核，或再次活检。

2.2.2 影像学检查

术前的影像学检查可以了解子宫肌层浸润深度和腹膜后淋巴结情况，辅助分期并制定治疗方案。影像学检查内容包括：①腹部 CT 和盆腔 MRI。②胸部 CT。③ PET/CT 可有助于确定肿瘤是否扩散至其他部位以及临床分期。

2.2.3 实验室检查

子宫内膜癌还没有已知敏感的肿瘤标志物可用于诊断与随访。

对于有子宫外病变的患者，CA125有助于监测临床治疗效果。但腹膜炎症或者放射损伤患者的CA125可能会异常升高，而阴道孤立转移患者的CA125并不升高，因此在缺乏其他临床发现的时候不能预测复发。

3 子宫内膜上皮性肿瘤病理类型

3.1 子宫内膜癌主要病理类型

根据2014年WHO对女性生殖器官肿瘤分类：

①单纯内膜样癌，包括鳞状分化、绒毛腺型、分泌型。

②黏液癌。

③浆液性癌，包括浆液性子宫内膜上皮内癌、浆液性乳头状癌。

④透明细胞癌。

⑤癌肉瘤，也称恶性苗勒管混合瘤。

⑥神经内分泌肿瘤，包括低级别神经内分泌肿瘤、高级别神经内分泌癌。

⑦混合细胞腺癌。

⑧未分化癌。

3.2 子宫内膜癌分型

根据 2014 年 WHO 对女性生殖器官肿瘤分类：Ⅰ 型，为雌激素依赖型，绝经前及围绝经期妇女多见，合并肥胖、高血糖、高血脂等代谢疾病，多伴有内膜不典型增生，高 / 中分化、分期早，进展慢，典型组织学类型有子宫内膜样腺癌，对孕激素治疗有反应。Ⅱ 型，为非雌激素依赖型，多发生在绝经后妇女，与高雌激素无关，无内分泌代谢紊乱，伴有萎缩性内膜，低分化、侵袭性强，典型组织学类型有浆液性癌、透明细胞癌，对孕激素治疗通常无反应。主张探索分子分型。

4 手术病理分期

子宫内膜癌采用手术病理分期，病理全面评估内容应包括全子宫、输卵管、卵巢以及切除淋巴结。

手术分期的原则：子宫内膜癌没有手术禁忌证者均应该进行手术病理分期。FIGO 2009 年手术 – 病理分期见表 3-1。

表 3-1　手术 - 病理分期（FIGO，2009 年）

分期	描述
I期	肿瘤局限于子宫体
I A 期	肿瘤浸润深度＜1/2 肌层
I B 期	肿瘤浸润深度≥1/2 肌层
II期	肿瘤侵犯宫颈间质，但无宫体外蔓延
III期	肿瘤局部和（或）区域扩散
III A 期	肿瘤累及子宫浆膜层和（或）附件
III B 期	阴道和（或）宫旁受累
III C 期	盆腔淋巴结和（或）腹主动脉旁淋巴结转移
III C1 期	盆腔淋巴结阳性
III C2 期	腹主动脉旁淋巴结阳性和（或）盆腔淋巴结阳性
IV期	肿瘤侵及膀胱和（或）直肠黏膜，和（或）远处转移
IV A 期	肿瘤侵及膀胱和（或）直肠黏膜
IV B 期	远处转移，包括腹腔内和（或）腹股沟淋巴结转移

注：尽管腹水或腹腔冲洗液细胞学结果不影响 FIGO 分期，但是细胞学阳性是不良预后因素，因此仍应常规送检，并单独报告。

4.1 手术方式

手术可以采用经腹手术、经阴道手术、腹腔镜、机器人等方式，无论采取何种手术方式，子宫均应完整切除，禁用子宫粉碎术。

4.2 子宫切除范围

对于术前评价和手术探查病变局限于子宫者，要求分期手术为全子宫、双附件切除加腹膜后淋巴结切除术，允许行改良广泛性子宫及双附件切除加腹膜后淋巴结切除术。除非早期患者强烈要求保留生育功能，并经医患间充分沟通，一般不予保留子宫。

4.3 淋巴结切除

淋巴结切除是全面手术分期的重要组成部分，应该包括子宫引流范围的区域淋巴结。盆腔淋巴结包括髂内外、闭孔淋巴结和髂总淋巴结。腹主动脉旁淋巴结包括髂总上界至左肾静脉下区域。对于术前评估有高危因素的患者，如弥漫性病变或病灶位于宫底、深肌层浸润、低分化癌、浆乳癌、透明细胞癌或癌肉瘤，需要进行腹主动脉旁淋巴结切除。

4.4 前哨淋巴结

前哨淋巴结活检主要用于子宫内膜癌早期，无妇科检查、影像学诊断和淋巴转移证据的可以不做系统性盆腔淋巴结清扫术的选择。前哨淋巴结显像可采用纳米碳、吲哚菁绿或亚甲蓝。

4.5 术中探查

手术全面评估腹膜、膈肌以及腹腔器官，并对可疑处取样活检。

4.6 腹水细胞学检查

探查前常规送检腹水或腹腔冲洗液。

4.7 卵巢保留

双侧附件切除术仍然是子宫内膜癌的标准手术方式，但对一部分病灶局限于子宫体的早期分化较好的子宫内膜样癌年轻患者，根据 BRCA 及 MMR 等检测结果，有选择地保留卵巢较为安全，此时应推荐切除双侧输卵管。

4.8 其他

Ⅱ型子宫内膜癌或怀疑大网膜转移时，应进行大网膜活检或切除。

5 治疗

5.1 基本原则

子宫内膜癌常见于绝经后妇女，通常有较多的内科合并症，如高血压、糖尿病等，治疗方案应根据患者的年龄、病理类型、临床（影像）分期、美国东部肿瘤协作组体能状态评分（ECOG），评价是否能耐受手术，还应参考治疗机构的条件综合考虑予以决定。

5.2 I 型子宫内膜癌的初始治疗

5.2.1 病灶局限于宫体

1）可以手术

按照手术分期原则进行分期手术，腹腔冲洗液送细胞病理检查，基本术式为全子宫或改良根治性子宫切除术、双附件切除术、盆腔和（或）腹主动脉旁淋巴结切除术。

2）不可以手术

选择根治性放疗，盆腔外照射 40 ～ 45 Gy，近距离放疗 A 点、F 点 35 ～ 40 Gy，内外照射给予参考点 A 点、F 点总剂量 75 ～ 80 Gy，宫体癌的等剂量线的分布要包括整个宫体。

3）保留生育功能的手术

临床（影像学）分期 I 期，单纯分化好的子宫内膜样癌，有保留生育需求者，可以行宫腔镜下子宫内膜切除术或手术肌层切开病理检查，生育前需严密随访，完成生育后切除子宫。

5.2.2 宫颈疑有或已有肿瘤浸润

术前需要宫颈活检或盆腔 MRI 检查以确定浸润程度。

1）可以手术

按照手术分期原则行分期手术，包括术中腹水或腹腔冲洗液细胞学检查、广泛性子宫及双附件切除术、盆腔和（或）腹主动脉旁淋巴结切除术。

2）不可以手术

行根治性放疗，体外照射 + 近距离放疗，A 点、F 点总剂量 80 ～ 85 Gy，可参照宫颈癌放疗。

5.2.3 病变超出子宫

术前检查疑有子宫外病灶，需要充分评估是否适合行初始手术治疗，必要时可考虑行术前化疗。

1）病变局限于腹部 / 盆腔

行全子宫 + 双侧输卵管及卵巢切除术 + 手术分期及减瘤术。

2）远处转移

首选全身治疗和（或）放疗和（或）激素治疗，详见本章 5.4 术后辅助治疗。经评估后，可考虑行姑息性全子宫 + 双侧输卵管及卵巢切除术，以减少致死性出血的风险。如经评估不适合行初始手术治疗，则行盆腔放疗 + 近距离后装治疗和（或）全身治疗，治疗后重新评估手术切除的可能。

5.3 Ⅱ 型子宫内膜癌的初始治疗

5.3.1 手术治疗

病理类型为浆液性乳头状腺癌（UPSC）、透明细胞癌或恶性苗勒管混合瘤（MMMT）等的Ⅱ型子宫内膜癌，其手术方式与子宫内膜样癌有所不同。手术原则为：早期行分期手术，晚期行减瘤术。手术尽量切除肉眼可见肿瘤，包括盆腔淋巴结和腹主动脉旁淋巴结切除、大网膜切除、横膈在内的盆腹腔病灶切除。

5.3.2 术后治疗

参照本章 5.4 所述进行术后辅助治疗。

5.4 术后辅助治疗

5.4.1 术后病理报告必须明确的情况

术后辅助治疗必须根据术后手术病理分期和有否高危因素决定。术后病理报告必须要明确下列情况。

（1）子宫：①浸润肌层深度，占整个肌层的比例；②肿瘤大小（最大直径）；③宫颈间质或腺体累及情况；④肿瘤的部位（宫底或子宫下段、宫颈）；⑤病理类型以及组织分化程度；⑥淋巴脉管浸润。

（2）输卵管及卵巢：有否肿瘤侵犯。

（3）腹水细胞学：有无癌细胞。

（4）淋巴结：累及的淋巴结部位、数量及转移灶大小（盆腔、髂总还是腹主动脉旁淋巴结）。

5.4.2 子宫内膜癌中错配修复（MMR）蛋白或微卫星不稳定（MSI）的通用检测

在子宫切除标本中采用免疫组化方法行 MMR 检测。包括 MLH1，MSH2，MSH6，PMS2；对于 MLH1 蛋白表达缺失者，需要进一步检测启动子甲基化情况以排除可能存在的表观遗传学改变；除 MLH1 甲基化引起的 MLH1 蛋白表达缺失外的所有 MMR 蛋白异常表达者，均需接受遗传咨询及相对应基因的胚系检测；对于 MMR 阴性或未接受筛查的子宫内膜癌患者，若具有显著的子宫内膜癌和（或）结直肠癌家族史，推荐其接受遗传咨询及遗传基因检测（参照 NCCN 遗传性 / 家族性高风险评估：结直肠癌指南中的林奇综合征 /HNPCC 部分）。

5.4.3 I型子宫内膜癌根据术后危险因素分组，予以不同的辅助治疗

危险因素包括：患者年龄＞60岁，浸润深度，脉管癌栓。按照分期及危险因素的辅助治疗原则如下。

1）ⅠA期

无危险因素：G_1、G_2，观察；G_3，阴道近距离放疗（行改良根治或根治术患者可不予阴道近距离放疗）。

有危险因素：无论分化程度如何，均建议行阴道近距离放疗。

2）ⅠB期

无危险因素：G_1、G_2，观察或阴道近距离放疗；G_3，阴道近距离后装放疗和（或）盆腔外照射。

有危险因素：G_1、G_2，阴道近距离放疗；G_3：阴道近距离放疗和（或）盆腔外照射 ± 化疗。

3）Ⅱ期

G_1、G_2：阴道近距离放疗 ± 盆腔外照射；G_3：盆腔外照射 ± 近距离放疗 ± 化疗。

4）Ⅲ期

ⅢA、ⅢB、ⅢC1：化疗 ± 盆腔外照射 ± 阴道近距离放疗。

ⅢC2：化疗 ± 盆腔 ± 腹主动脉旁淋巴引流区外照射 ± 阴道近距离放疗。

5）IV 期

化疗 ± 外照射 ± 阴道近距离放疗。

5.4.4 II 型子宫内膜癌的术后辅助治疗

ⅠA 期：化疗 ± 阴道近距离放疗，或者外照射 ± 阴道近距离放疗。

ⅠB、Ⅱ 期、Ⅲ、Ⅳ期：化疗 ± 外照射 ± 阴道近距离放疗。

5.5 不完全手术分期患者的处理

1）ⅠA 期

G_1、G_2，无危险因素且肿瘤 < 2 cm 的患者，观察。

2）ⅠA 期

G_1、G_2 有危险因素或肿瘤 ≥ 2 cm；ⅠA 期，G_3；ⅠB 期；Ⅱ 期：

（1）选择影像学检查。①影像学结果阴性，参照相应手术分期选择辅助治疗。②影像学结果阳性，重新手术分期，然后根据不同的手术分期选择辅助治疗。

（2）直接选择重新手术分期，根据不同手术分期选择辅助治疗。

3）Ⅲ～Ⅳ期有或无危险因素

化疗 ± 放疗（外照射 ± 阴道近距离放疗，见Ⅲ期术后放疗）± 内分泌治疗。

6 子宫内膜样腺癌要求保留生育功能患者的治疗及监测

6.1 要求保留生育功能患者需满足的条件

要求保留生育功能的子宫内膜癌患者，必须同时满足以下条件：

①分段诊刮的内膜组织标本，必须是专业病理科医师诊断，子宫内膜样腺癌，G_1分化。

② MRI（首选）或者阴道超声检查病变局限在子宫内膜，任何影像学检查无其他可疑转移病灶，可疑患者建议宫腔镜取材病理评估肌层侵犯与否。

③没有药物治疗或妊娠的禁忌。

④告知患者保留生育功能是存在风险的治疗，而不是子宫内膜癌的标准治疗方案，患者知情同意。

6.2 保留生育功能的具体方法

①治疗前需要进行生育咨询，部分病例应该进行遗传咨询和相关基因检测。

②持续的以孕激素为基础的治疗：首选甲地孕酮 160~320 mg/d、

甲羟孕酮 500 ～ 1 000 mg/d，完全缓解后，孕激素减量维持治疗或左炔诺孕酮（曼月乐）治疗。

③在治疗期间，每 3 个月进行子宫内膜取样、诊刮或子宫内膜活检。

④治疗 6 个月后取样证实完全缓解，鼓励妊娠（坚持每 3 ～ 6 个月持续监测），完成生育后或子宫内膜活检发现病灶进展时切除子宫及附件 + 分期手术。

⑤如果治疗 6 ～ 12 个月病变持续存在，建议 MRI 重新评估，必要时切除子宫和附件，应进行分期手术。

7 复发和转移子宫内膜癌的治疗

7.1 局部复发的治疗

7.1.1 复发部位先期未放疗

复发部位外照射 ± 近距离放疗，放疗剂量 ≥ 60 Gy，或手术探查切除 ± 术中放疗：

①病变局限在阴道或者盆腔淋巴结，术后给予外照射 ± 阴道

近距离放疗 ± 化疗。

②腹主动脉旁淋巴结或者髂总淋巴结阳性，行外照射 ± 化疗。

③上腹部转移无肉眼残留病灶，化疗 ± 外照射。

④上腹部转移有肉眼残留病灶，参照本章 7.2.2 广泛转移进行术后治疗。

7.1.2 复发部位先期接受过放疗

先期仅行近距离放疗者，治疗原则同先期未放疗者（参见本章 7.1.1）。先期行盆腔外照射者，手术探查切除 ± 术中放疗和（或）化疗 ± 姑息放疗。

7.2 远处转移

7.2.1 孤立病灶

考虑手术切除和（或）外照射或者消融治疗＋化疗 ± 激素治疗。如果局部治疗无效，参照广泛转移的治疗方式。

7.2.2 广泛转移

低级别肿瘤或无症状或 ER/PR 阳性，可考虑激素治疗，病情进展建议化疗或姑息治疗。有症状，G_2、G_3，肿瘤较大，ER/PR 阴性，建议化疗 ± 姑息放疗。

鼓励参加临床试验。

8 放疗原则

8.1 放疗的一般原则

放疗的靶区包括已知或疑似肿瘤侵犯的部位，可以行外照射放疗（EBRT）和（或）近距离治疗。在实施放疗前，需要通过影像学检查来评估局部区域的范围和排除远处转移。一般来说，外照射放疗的靶区包括盆腔 ± 腹主动脉旁区域。

近距离放疗适用于：①完整子宫的术前放疗或根治性放疗；②子宫切除术后阴道的照射。

8.2 靶区

①盆腔放疗的靶区应包括肉眼可见的病灶、髂总下部、髂外、髂

内、宫旁、阴道上部/阴道旁组织和骶前淋巴结（宫颈受侵的患者）。

②扩大照射野应包括盆腔区、整个髂总淋巴链和腹主动脉旁淋巴结区。扩大野的上界取决于临床状况，但至少应到达肾血管上方1～2 cm。

③在子宫切除术后，盆腔组织可因肠管和膀胱的充盈情况而有较大变化。在此情况下，包含器官运动和变形范围的综合靶区（ITV）被视为临床靶区（CTV），应完全覆盖治疗区。

8.3 剂量处方方案

8.3.1 外照射剂量

镜下病灶的外照射剂量应达到45～50 Gy。为了保护周围正常组织，可考虑采用IMRT。如果术后残留肉眼可见的病灶，在周围正常组织可以耐受的前提下，可以推量照射至总剂量为60～70 Gy。

新辅助放疗通常采用45～50 Gy的剂量，可以考虑在总剂量等效于75～80 Gy的低剂量率照射的方案中插入1～2次高剂量率（HDR）照射，以尽可能降低子宫切除术切缘阳性或近缘过近的风险。

8.3.2 近距离治疗

1）一般原则

阴道切口一旦愈合即应开始行近距离放疗，首选在术后 6～8 周开始施行，一般近距离治疗开始的时间不应超过术后 12 周。

行子宫切除术后，经阴道近距离放疗的靶区不应超过阴道上 2/3；对于存在广泛淋巴脉管浸润或切缘阳性的病例，阴道照射的靶区应更广。

2）剂量

（1）术后单纯高剂量率（HDR）经阴道近距离放疗，方案包括：6 Gy×5 F 照射阴道表面，或 7 Gy×3 F 或 5.5 Gy×4 F 照射至阴道表面下方 0.5 cm。

（2）当高剂量率（HDR）经阴道近距离放疗用作外放疗推量照射时，常采用 4～6 Gy×2～3 F 照射阴道黏膜。

（3）用于根治性治疗的近距离放射治疗剂量应基于临床情况个体化。如果条件许可，应使用图像引导下治疗。基于现有的最佳证据，如果单独使用近距离放射治疗，应将至少 48 Gy 的 EQ D2 D90 递送至子宫、宫颈和阴道上部 1～2 cm，如果联合使用"EBRT+近距离放疗"，剂量应增加至 65 Gy。如果 MRI 用作治疗计划的一部分，则 GTV 的靶区剂量将是 ≥ 80 Gy 的 EQ D2。

9 子宫内膜癌常用化疗和激素治疗方案

9.1 多药联合方案

①卡铂＋紫杉醇　紫杉醇 135 ～ 175 mg/m²，静脉滴注＞ 3 h，第 1 天；卡铂 AUC=4 ～ 5，静脉滴注 1 h，第 1 天；每 3 ～ 4 周重复。

②顺铂＋多柔比星　多柔比星 30 ～ 40 mg/m²，静脉滴注，第 1 天；顺铂 50 ～ 70 mg/m²，静脉滴注，第 1 天（第 1 天水化、利尿）；每 3 ～ 4 周重复。

③顺铂＋多柔比星＋紫杉醇　紫杉醇 135 ～ 175 mg/m²，静脉滴注＞ 3 h，第 1 天；顺铂 50 mg/m²，静脉滴注，第 1 天（化疗第 1 天水化、利尿）；多柔比星 30 ～ 40 mg/m²，静脉滴注，第 1 天（在紫杉醇前用）；每 3 ～ 4 周重复。

④卡铂＋多西他赛　多西他赛 60 ～ 75 mg/m²，静脉滴注，维持 1 h，卡铂 AUC=4 ～ 5，静脉滴注，第 1 天，每 3 ～ 4 周重复。

⑤异环磷酰胺＋紫杉醇（癌肉瘤 I 类证据）　紫杉醇 135 mg/m²，静脉滴注，3 h，第 1 天；异环磷酰胺 1.6 g/m²，静脉滴注，输注 30 ～ 120 min，第 1 ～ 3 天（同时用美司钠解毒）；每 3 ～ 4 周重复。

⑥顺铂＋异环磷酰胺（癌肉瘤）　异环磷酰胺 1.5 g/m²，静脉滴注，

第 1 ～ 3 天或第 1 ～ 4 天（同时用美司钠解毒）；顺铂 20 mg/m²，静脉滴注，第 1 ～ 4 天；每 3 ～ 4 周重复。

9.2 单药

①顺铂 50 ～ 70 mg/m²，静脉滴注，水化、利尿，第 1 天；每 3 ～ 4 周重复。

②卡铂 AUC=4 ～ 5，静脉滴注，每 3 ～ 4 周重复。

③多柔比星 40 ～ 50 mg/m²，静脉滴注，每 3 ～ 4 周重复。

④脂质体多柔比星 30 ～ 40 mg/m²，静脉滴注，每 3 ～ 4 周重复。

⑤紫杉醇 150 ～ 175 mg/m²，静脉滴注，每 3 ～ 4 周重复。

⑥贝伐单抗 15 mg/kg，每 3 周重复。

⑦多西他赛 60 ～ 75 mg/m²，静脉滴注 1 h，每 3 ～ 4 周重复。

⑧异环磷酰胺（用于癌肉瘤）2.0 g/m²，静脉滴注，化疗第 1 ～ 3 天，每 3 ～ 4 周重复（同时用美司钠解毒）。

⑨白蛋白结合型紫杉醇。

⑩拓扑替康。

9.3 激素治疗及其他

激素治疗一般用于 G_1、G_2 内膜样癌，不推荐用于 G_3 内膜样癌和浆乳癌、透明细胞癌等特殊类型。

（1）孕激素类：甲地孕酮 $160 \sim 320$ mg/d，醋酸甲羟孕酮 $250 \sim 500$ mg/d。

（2）抗雌激素类：他莫昔芬 $20 \sim 40$ mg/d，托瑞米芬 60 mg/d。

（3）芳香化酶抑制剂：来曲唑 2.5 mg/d，阿那曲唑 1 mg/d。连续服用至少 6 个月。

（4）依维莫司（mTOR 抑制剂联合来曲唑，针对 MSI-H/dMMR，推荐 PD-1/PD-L1 治疗）。

10 子宫内膜癌的随访

①随访周期　$2 \sim 3$ 年内，每 $3 \sim 6$ 个月复查 1 次，之后每半年 1 次。

②体格检查　每次复查时均应进行体格检查。

③ CA125　如果之前 CA125 升高，随访期间需要复查。

④影像学检查 必要时行（如 CA125 升高，超声诊断有可疑阳性病灶）CT、MRI、PET-CT 等影像学检查。

⑤健康教育 向患者宣传复发可能出现的症状，改善生活方式，适当运动、健康的性生活（包括阴道扩张器、润滑剂或保湿剂的使用）、营养咨询，治疗的远期副反应处理等。

参考文献

[1] Chen W, Zheng R, Baade P D, et al. Cancer Statistics in China, 2015[J]. CA Cancer J Clin, 2016, 66 (2):115-132.

[2] Siegel R L, Miller K D, Jemal A. Cancer Statistics, 2017[J]. CA Cancer J Clin, 2017, 67:7-30.

[3] Van den Bosch T, Coosemans A, Morina M, et al. Screening for uterine tumours[J]. Best Pract Res Clin Obstet Gynaecol, 2012, 26 (2): 257-266.

[4] Obermair A, Youlden D R, Young J P, et al. Risk of endometrial cancer for women diagnosed with HNPCC-related colorectal carcinoma[J]. Int J Cancer, 2010 (127):2678-2684.

[5] Katz V L. Diagnostic procedures. Imaging, endometrial sampling, endoscopy: indications and contraindications, complications. In: Katz VL, Lentz GM, Lobo RA, Gershenson D M, eds. Comprehensive Gynecology[M]. 5th ed. Philadelphia, Pa:

Mosby, 2007: chap 11.

[6] Resnick K E, Hampel H, Fishel R, et al. Current and emerging trends in Lynch syndrome identification in women with endometrial cancer[J]. Gynecol Oncol, 2009(114): 128-134.

[7] Win A K, Lindor N M, Winship I, et al. Risks of colorectal and other cancers after endometrial cancer for women with Lynch syndrome[J]. J Natl Cancer Inst, 2013 (105): 274-279.

[8] Chan J K, Sherman A E, Kapp D S, et al. Influence of gynecologic oncologists on the survival of patients with endometrial cancer[J]. J Clin Oncol, 2011 (29):832-838.

[9] Doll K M, Tseng J, Denslow S A, et al. High-grade endometrial cancer: revisiting the impact of tumor size and location on outcomes[J]. Gynecol Oncol, 2014(132):44-49.

[10] Benedetti Panici P, Basile S, Salerno M G, et al. Secondary analyses from a randomized clinical trial: age as the key prognostic factor in endometrial carcinoma[J]. Am J Obstet Gynecol, 2014 (210):363, e361-363, e310.

[11] Ortashi O, Jain S, Emannuel O, et al. Evaluation of the sensitivity, specificity, positive and negative predictive values of preoperative magnetic resonance imaging for staging endometrial cancer. A prospective study of 100 cases at the Dorset Cancer Centre[J]. Eur J Obstet Gynecol Reprod Biol, 2008(137):232-235.

[12] Patsner B, Orr J W, Jr., Mann W J, Jr. Use of serum CA 125 measurement in posttreatment surveillance of early-stage endometrial carcinoma[J]. Am J Obstet Gynecol, 1990 (162):427-429.

[13] Wright J D, Barrena Medel N I, Sehouli J, et al. Contemporary management of endometrial cancer[J]. Lancet, 2012 (379):1352-1360.

[14] Edge S B, Byrd D R, Compton C C. AJCC Cancer Staging Manual[M]. 7th edition.

New York: Springer, 2010.

[15] Pecorelli S. Revised FIGO staging for carcinoma of the vulva, cervix, and endometrium[J]. Int J Gynaecol Obstet, 2009 (105):103-104.

[16] Kim C H, Soslow R A, Park K J, et al. Pathologic ultrastaging improves micrometastasis detection in sentinel lymph nodes during endometrial cancer staging[J]. Int J Gynecol Cancer, 2013 (23):964-970.

[17] Soliman P T, Frumovitz M, Spannuth W, et al. Lymphadenectomy during endometrial cancer staging: practice patterns among gynecologic oncologists[J]. Gynecol Oncol, 2010 (119):291-294.

[18] Todo Y, Kato H, Kaneuchi M, et al. Survival effect of para-aortic lymphadenectomy in endometrial caNeubauer NL, Lurain JR. The role of lymphadenectomy in surgical staging of endometrial cancer. Int J Surg Oncol 2011;2011:814649. ncer (SEPAL study): a retrospective cohort analysis[J]. Lancet, 2010 (375):1165-1172.

[19] Barlin J N, Khoury-Collado F, Kim C H, et al. The importance of applying a sentinel lymph node mapping algorithm in endometrial cancer staging: beyond removal of blue nodes[J]. Gynecol Oncol, 2012 (125):531-535.

[20] Scalici J, Laughlin B B, Finan M A, et al. The trend towards minimally invasive surgery (MIS) for endometrial cancer: an ACSNSQIP evaluation of surgical outcomes[J]. Gynecol Oncol, 2015 (136):512- 515.

[21] Fader A N, Weise R M, Sinno A K, et al. Utilization of Minimally Invasive Surgery in Endometrial Cancer Care: A Quality and Cost Disparity[J]. Obstet Gynecol, 2016 (127):91-100.

[22] He H, Zeng D, Ou H, et al. Laparoscopic treatment of endometrial cancer: systematic review[J]. J Minim Invasive Gynecol, 2013 (20):413-423.

[23] Gunderson C C, Fader A N, Carson K A, et al. Oncologic and reproductive outcomes with progestin therapy in women with endometrial hyperplasia and grade 1 adenocarcinoma: a systematic review[J]. Gynecol Oncol, 2012 (125):477-482.

[24] Hubbs J L, Saig R M, Abaid L N, et al. Systemic and local hormone therapy for endometrial hyperplasia and early adenocarcinoma[J]. Obstet Gynecol, 2013 (121):1172-1180.

[25] Park J Y, Kim D Y, Kim J H, et al. Long-term oncologic outcomes after fertility-sparing management using oral progestin for young women with endometrial cancer (KGOG 2002)[J]. Eur J Cancer, 2013 (49):868-874.

[26] Altman A D, Thompson J, Nelson G, et al. Use of aromatase inhibitors as first- and second-line medical therapy in patients with endometrial adenocarcinoma: a retrospective study[J]. J Obstet Gynaecol Can, 2012 (34):664-672.

[27] Homesley H D, Filiaci V, Gibbons S K, et al. A randomized phase III trial in advanced endometrial carcinoma of surgery and volume directed radiation followed by cisplatin and doxorubicin with or without paclitaxel: A Gynecologic Oncology Group study[J]. Gynecol Oncol, 2009 (112):543-552.

[28] Creutzberg C L, van Stiphout R G, Nout R A, et al. Nomograms for prediction of outcome with or without adjuvant radiation therapy for patients with endometrial cancer: a pooled analysis of PORTEC-1 and PORTEC-2 trials[J]. Int J Radiat Oncol Biol Phys, 2015 (91):530-539.

[29] Morrow C P, Bundy B N, Kurman R J, et al. Relationship between surgical-pathological risk factors and outcome in clinical stage I and II carcinoma of the endometrium: a Gynecologic Oncology Group study[J]. Gynecol Oncol, 1991 (40): 55-65.

[30] Creutzberg C L, Nout R A, Lybeert M L, et al. Fifteen-year radiotherapy outcomes of the randomized PORTEC-1 trial for endometrial carcinoma[J]. Int J Radiat

Oncol Biol Phys, 2011 (81): e631-638.

[31] Small W, Jr., Beriwal S, Demanes D J, et al. American Brachytherapy Society consensus guidelines for adjuvant vaginal cuff brachytherapy after hysterectomy[J]. Brachytherapy, 2012 (11):58-67.

[32] Johnson N, Cornes P. Survival and recurrent disease after postoperative radiotherapy for early endometrial cancer: systematic review and meta-analysis[J]. BJOG, 2007 (114):1313-1320.

[33] Park H J, Nam E J, Kim S, et al. The benefit of adjuvant chemotherapy combined with postoperative radiotherapy for endometrial cancer: a meta-analysis[J]. Eur J Obstet Gynecol Reprod Biol, 2013 (170):39-44.

[34] Johnson N, Bryant A, Miles T, et al. Adjuvant chemotherapy for endometrial cancer after hysterectomy[J]. Cochrane Database Syst Rev, 2011 (84): CD003115.

[35] Boer de S M, Nout R A, Jurgenliemk-Schulz I M, et al. Long-Term Impact of Endometrial Cancer Diagnosis and Treatment on Health-Related Quality of Life and Cancer Survivorship: Results From the Randomized PORTEC-2 Trial[J]. Int J Radiat Oncol Biol Phys, 2015 (93):797-809.

[36] Dowdy S C, Mariani A, Cliby W A, et al. Radical pelvic resection and intraoperative radiation therapy for recurrent endometrial cancer: technique and analysis of outcomes[J]. Gynecol Oncol, 2006 (101):280-286.

[37] Singh M, Zaino R J, Filiaci V J, et al. Relationship of estrogen and progesterone receptors to clinical outcome in metastatic endometrial carcinoma: a Gynecologic Oncology Group Study[J]. Gynecol Oncol, 2007 (106):325-333.

[38] Humber C E, Tierney J F, Symonds R P, et al. Chemotherapy for advanced, recurrent or metastatic endometrial cancer: a systematic review of Cochrane collaboration[J]. Ann Oncol, 2007 (18):409-420.

第 4 章

子宫肉瘤诊断与治疗指南
Guideline for Diagnosis and Treatment of Uterine Sarcoma

子宫肉瘤患者约占所有女性生殖道恶性肿瘤患者的 1%，占子宫体恶性肿瘤患者的 3% ～ 7%。其病因尚不明确，有研究表明，长期使用他莫昔芬可使子宫肉瘤的发病风险增加 3 倍，接受盆腔放射治疗后发生子宫肉瘤的概率增加。由于影像学检查难以在术前辨别子宫体部肿瘤的良恶性，许多患者就诊时常诊断为子宫良性疾病，手术后经病理检查才得以确诊为子宫肉瘤。肿瘤分期是子宫肉瘤最重要的预后因素。基于该病少见且临床缺乏高级别证据支持，尚未达成最佳治疗方案共识。

1 子宫肉瘤的组织病理分类

子宫肉瘤是一类恶性间叶组织源性肿瘤，病理类型及治疗方案的选择与预后关系密切，主要包括以下几种类型。

1.1 子宫平滑肌肉瘤

子宫平滑肌肉瘤（uterine leiomyosarcoma，uLMS）是最常见的病理类型，其患者约占子宫肉瘤患者的 63%。uLMS 被认为是一种真性肉瘤。病理特征表现为平滑肌分化的细胞呈多形性，核异型性明显，有丝分裂象常大于 15 个 /10 个高倍镜视野（HPF）。其中上皮样平滑肌肉瘤和黏液样平滑肌肉瘤是 2 个罕见变种，病理学特征与普通梭形细胞平滑肌肉瘤难以区分，但核异型轻微且有丝分裂象少见（< 3 个 /10 HPF）。

1.2 子宫内膜间质肉瘤

子宫内膜间质肉瘤（endometrial stromal sarcoma，ESS）较为少见，其患者占子宫肉瘤患者的 7% ~ 21%，占所有子宫恶性肿瘤患者的 0.2% ～ 0.5%。该肿瘤是指源于子宫内膜间质细胞的肿瘤，包括以下 2 种类型。

1.2.1 低级别子宫内膜间质肉瘤

低级别子宫内膜间质肉瘤（low-grade endometrial stromal sarcoma，LGESS）发病率仅次于子宫平滑肌肉瘤，其瘤细胞由分化较高的小细胞构成，类似于增生期的子宫内膜间质细胞。通常有丝分裂象少见（＜ 5 个 /10 HPF），但常伴有脉管浸润，肿瘤细胞坏死罕见。免疫组化多显示雌 / 孕激素受体（ER/PR）阳性。分子病理学可见 JAZF1–SUZ12 基因融合现象。

1.2.2 高级别子宫内膜间质肉瘤

高级别子宫内膜间质肉瘤（high-grade endometrial stromal sarcoma，HGESS）瘤细胞由高级别的圆形细胞构成，常常伴有坏死且有丝分裂活跃（＞ 10 个 /10 HPF），HGESS 中可含有 LGESS 的成分。YWHAE–FAM22 A/B 基因重排是其典型特征。

1.3 未分化子宫肉瘤

未分化子宫肉瘤（undifferentiated uterine sarcoma，UUS）瘤细胞显示高度的多形性及核异型性、有丝分裂活跃、子宫肌层严重受侵并伴坏死，形态上缺乏平滑肌或子宫内膜间质分化，更像癌肉瘤中的间叶成分。

1.4 其他罕见的类型

其他罕见类型的子宫肉瘤包括腺肉瘤、血管周上皮样细胞肿瘤及横纹肌肉瘤等。

2 分期

采用国际妇产科联盟（FIGO）2009 年修订的分期标准，见表 4-1 和表 4-2。

表 4-1　子宫平滑肌肉瘤和子宫内膜间质肉瘤的分期标准（FIGO，2009）

分期	定义
I期	肿瘤局限于子宫体
ⅠA	≤ 5 cm
ⅠB	> 5 cm
II期	肿瘤超出子宫但局限在盆腔
ⅡA	侵犯附件
ⅡB	侵犯其他盆腔组织
III期	肿瘤侵犯腹腔组织（并非仅凸向腹腔）
ⅢA	1 个部位
ⅢB	2 个或以上部位
ⅢC	转移至盆腔或（和）腹主动脉旁淋巴结
IV期	
ⅣA	肿瘤侵犯膀胱或（和）直肠
ⅣB	远处转移

注：若子宫体和卵巢或盆腔同时发生与卵巢或盆腔子宫内膜异位症相关的子宫内膜间质肉瘤，应归
　　类为独立的原发性肿瘤。

表 4-2　子宫腺肉瘤的分期标准（FIGO，2009）

分期	定义
I期	肿瘤局限于子宫
I A	肿瘤局限于子宫内膜 / 颈管内膜，未侵及肌层
I B	肌层侵犯≤ 1/2
I C	肌层侵犯＞ 1/2
II期	肿瘤超出子宫但局限在盆腔
II A	侵犯附件
II B	侵犯其他盆腔组织
III期	肿瘤侵犯腹腔组织（并非仅凸向腹腔）
III A	1 个部位
III B	2 个或以上部位
III C	转移至盆腔或（和）腹主动脉旁淋巴结
IV期	
IV A	肿瘤侵犯膀胱或（和）直肠
IV B	远处转移

3 诊断

　　子宫肉瘤常缺乏特异的临床表现，对短期内明显增大的子宫肌瘤应引起重视，尤其是绝经后妇女。尽管诊断性刮宫或子宫内膜活检有助于诊断部分子宫内膜间质肉瘤，但敏感性较差。影像学无论超声（US）、电子计算机断层扫描（CT）、磁共振成像（MRI）或正电子发射型计算机断层显像（PET-CT），都难以在术前区分肿瘤的良恶性。磁共振弥散加权成像（DWI）对肿瘤的定位和定性有帮助，但结果尚待证实。

3.1 详细的病史采集

3.1.1 绝经前后异常阴道流血

子宫肉瘤患者中绝经前出血者占 43%，表现为经量多、经期长、阴道不规则流血；绝经后出血者占 52%，表现为阴道流血，量多或量少。

3.1.2 子宫肿物快速增大及疼痛

患者如出现子宫肌瘤迅速增大（6 个月内增大 1 倍），应怀疑子宫平滑肌肉瘤的可能。尤其是绝经后肌瘤增大者更应高度怀疑。腹部或盆腔疼痛是多见伴随症状（占 25%），有的为隐痛（子宫过度膨胀或压迫邻近器官），有的则表现为急腹痛（瘤内出血、坏死或肉瘤破裂出血）。

3.1.3 异常阴道排液

异常阴道排液常表现为稀薄、浆液性或血性、伴恶臭的阴道排液或伴有组织样物排出。

3.2 全面的体格检查（包括妇科检查）

体检时需注意有无盆腔包块，全身浅表淋巴结有无异常等。妇检应包括双合诊和三合诊，了解子宫大小、形状、质地及活动度，检查子宫直肠窝有无结节等。

3.3 影像学检查

彩色多普勒超声及胸、腹、盆腔的 CT 或 MRI 检查很重要，必要时行 PET-CT 检查。

3.4 病理检查

部分有症状的患者行诊断性刮宫或子宫内膜活检，可提高 LGESS 的诊断率。术中怀疑恶性子宫肿瘤者应行冰冻切片检查，术后确诊子宫肉瘤者需做雌激素受体（ER）和孕激素受体（PR）检测。

3.5 其他检查

根据患者情况可选择的检查还包括 X 线、静脉肾盂造影、膀胱镜、胃肠造影或胃肠镜等。

3.6 与其他类型子宫平滑肌肿瘤的鉴别

子宫平滑肌肉瘤需重视与其他类型子宫平滑肌肿瘤鉴别，如富细胞性平滑肌瘤、不典型平滑肌瘤、奇异型平滑肌瘤、核分裂活跃的平滑肌瘤、上皮样平滑肌瘤以及恶性潜能不确定的平滑肌肿瘤等。

4 治疗

治疗原则：以手术为主，内分泌治疗、化疗或（和）放疗为辅。

4.1 初始治疗

4.1.1 手术

（1）术中诊断为子宫肉瘤的处理　子宫肉瘤的标准术式是全子宫及双附件切除术，是否行盆腔或腹主动脉旁淋巴结清扫尚存有争议。①局限于子宫者：全子宫＋双附件切除；不能手术者：盆腔放疗 ± 阴道近距离放疗和（或）全身系统性治疗。②子宫外有病灶者：全子宫＋双附件切除＋转移病灶切除，包括转移淋巴结切除；不能手术者：盆腔外照射放疗 ± 阴道近距离放疗和（或）全身系统性治疗。某些特殊情况下，如宫颈肌瘤肉瘤变或肉瘤侵及子宫颈，可行广泛性全子宫切除术，必要时行盆腔及腹主动脉旁淋巴结切除术。由于 LGESS 患者保留卵巢复发率极高，故建议双侧附件切除，也不提倡术后雌激素替代治疗。对于年轻的、ER 阴性的早期 uLMS 患者，可谨慎保留一侧附件。子宫肉瘤的手术强调完整切除子宫肿瘤，切忌在腹腔内施行肿瘤粉碎术。

（2）子宫良性疾病手术后病理确诊为肉瘤的处理　由于子宫肉瘤常被误诊为子宫良性疾病，在实施手术以后经病理检查才得以确诊，故多数患者需补做手术。再次手术之前应尽可能明确病理类型，同时影像学检查（CT 或 MRI）确定有无盆腔以外的转移灶。盆腔

MRI 对判断子宫外受侵或局部肿瘤残留有优势。组织病理做 ER 和 PR 检测有助于决定年轻妇女是否可以保留卵巢。通常再次手术需切除残留的子宫、宫颈或附件等。对于宫外转移病灶者，应予以切除。对于前次手术行子宫或肌瘤粉碎术的患者，应再次进腹清理散落病灶，尽可能彻底减灭肿瘤细胞。

（3）保留生育功能问题　对有生育要求者实施保留生育功能手术应谨慎。目前没有高级别证据支持子宫肉瘤患者实施保留生育功能手术的安全性，仅见于一些个例报道。一般认为恶性程度高的子宫肉瘤，诸如 uLMS、HGESS 及 UUS 等均不主张实施保留子宫的手术；而仅在少数恶性程度低，如早期的 LGESS、腺肉瘤或横纹肌肉瘤的患者中有所报道。如患者充分知情同意愿意承担风险，临床检查无转移灶发现，可以选择保守性手术。术后需严密随访，并建议完成生育后切除子宫。

4.1.2 术后辅助治疗

子宫肉瘤的处理常需根据临床病理等预后因素进行修正，手术病理标本需如实记录肿瘤大小（大于或小于 5 cm）、有丝分裂象（大于或小于 10 个 /10 HPF）以及有无脉管浸润等。患者年龄应区分大于或小于 50 岁。

（1）LGESS

对于Ⅰ期的LGESS患者可以术后观察，对绝经后或已实施双侧附件切除的患者，可行内分泌治疗（雌激素阻断剂）。对Ⅱ～Ⅳ期的LGESS患者应在术后给予雌激素阻断剂治疗，必要时应给予体外放疗。

（2）uLMS、UUS或HGESS

对于Ⅰ期的uLMS、UUS或HGESS患者可以术后观察，也可术后辅助化疗，但不建议常规辅助放疗。对ER阳性的患者可使用雌激素阻断剂。对于Ⅱ～Ⅳ期的uLMS、UUS或HGESS患者应术后辅助化疗或（和）体外放疗。

4.1.3 姑息治疗

姑息治疗适用于无法耐受手术或手术无法切除，以及有远处转移的患者。一般LGESS患者给予雌激素阻断剂治疗，酌情选用放化疗。uLMS、UUS或HGESS患者则给予全身化疗，酌情选用姑息性放疗。

4.2 复发性子宫肉瘤的治疗

复发性子宫肉瘤的治疗策略主要取决于2个因素：

（1）是否可能再次手术切除。

（2）以前有无放疗史。此外，需根据复发的部位及肿瘤的恶性程度选择治疗方法。选择全身系统性治疗时，LGESS 患者首先考虑雌激素阻断剂，而 uLMS、UUS 或 HGESS 患者则采用化疗。有证据表明肿瘤细胞减灭术可以改善复发性子宫内膜间质肉瘤患者的生存期，因此，切除可以切除的病灶对复发性患者仍可获益。可分为以下情况分别处理：

①对阴道或盆腔局部复发，影像学排除远处转移，既往未接受放疗者治疗选择包括：a.手术切除 ± 术中放疗＋全身系统性治疗。b.术前放疗和（或）全身系统性治疗＋手术切除＋全身系统性治疗。c.若术中无法切净肿瘤，术后盆腔外照射 ± 腔内放疗和（或）全身系统性治疗。d.盆腔外照射 ± 腔内放疗＋全身系统性治疗。对于既往接受过放疗者，治疗选择包括：a.手术切除 ± 术中放疗＋全身系统性治疗。b.全身系统性治疗。c.选择性盆腔外照射和（或）腔内放疗。

②对于孤立转移灶的患者应争取手术切除，并在术后辅以体外放疗或（和）全身系统性治疗。对于转移灶无法切除者，可选择全身系统性治疗或（和）局部治疗（如射频消融，立体定向放疗等）。

③对于全身多处转移的患者则考虑全身系统性治疗或（和）姑息性放疗，也可考虑对症支持治疗。

4.3 治疗方案选择

4.3.1 全身系统性治疗

全身系统性治疗见表 4-3。

（1）雌激素阻断剂

雌激素阻断剂主要用于 LGESS 患者，首选芳香化酶抑制剂（来曲唑、阿那曲唑或依西美坦等），也可使用高剂量孕酮或促性腺激素释放激素（GnRH）类似物（亮丙瑞林，曲普瑞林等）。目前已不使用他莫昔芬。此外，一些 ER 和 PR 阳性的 uLMS、HGESS 患者也可选用雌激素阻断剂治疗。雌激素阻断剂的使用方法并未达成共识，如芳香化酶抑制剂或孕激素的最佳剂量、用药方案及治疗持续时间等均不明确。有人认为需用 2 年，也有人认为需终生使用。

（2）化疗

化疗主要用于 uLMS、UUS 或 HGESS 患者，可以选择单药化疗，也可选择联合化疗。一般推荐 uLMS 的一线化疗方案为多西他赛 + 吉西他滨，有随机对照研究显示在该方案中加入贝伐单抗并不能提高疗效。单药化疗最常用多柔比星。

化疗方案：①多柔比星 60 mg/m^2，静脉注射，第 1 天。每 3 周重复。②吉西他滨 + 多西他赛：吉西他滨 900 mg/m^2，静脉注射，第 1、8 天 + 多西他赛 75 mg/m^2，静脉注射，第 8 天。每 3 周重复。

表 4-3　子宫肉瘤的全身系统性治疗

首选方案	其他联合化疗方案	其他单药方案	其他雌激素阻断剂
多柔比星	多柔比星 + 异环磷酰胺	达卡巴嗪	甲地孕酮（用于 ER 和 PR 阳性的 uLMS）
吉西他滨 + 多西他赛	多柔比星 + 达卡巴嗪	吉西他滨	甲羟孕酮（用于 ER 和 PR 阳性的 uLMS）
多柔比星 + 奥拉单抗（olaratumab）	吉西他滨 + 达卡巴嗪	表柔比星	芳香化酶抑制剂（用于 ER 和 PR 阳性的 uLMS）
芳香化酶抑制剂（用于 LGESS）	吉西他滨 + 长春瑞滨	异环磷酰胺	GnRH 类似物（用于 LGESS 和 ER 和 PR 阳性的 uLMS）
		脂质体多柔比星	
		帕唑帕尼	
		替莫唑胺	
		曲贝替定	
		艾日布林（eribulin）	
		长春瑞滨	
		多西他赛	

4.3.2 放射治疗

放射治疗不作为子宫肉瘤治疗的首选，主要用于有肿瘤残留或有亚临床转移区域的补充治疗。放射治疗包括外照射放疗和近距离腔内放疗。影像学检查可以评估局部肿瘤累及的范围，并可排除远处转移。盆腔或腹主动脉旁区域一般选用外照射放疗。微小病灶一般给予 45～50 Gy；对部分较大病灶，可采用高剂量率放疗在肿瘤靶区再增加 1～2 次照射量，使总剂量达到相当于低剂量率放疗 75～80 Gy 的等效剂量。腔内放疗多用于子宫切除术后阴道局部的放疗，或者用于子宫切除前的新辅助放疗。新辅助放疗有助于降低术后切缘不足或切缘阳性的风险。

（1）外照射靶区

盆腔外照射的靶区应包括肿瘤原发病灶、髂总下段、髂外、髂内血管、宫旁、阴道上部（包含阴道旁组织）和骶前淋巴结等区域。腹主动脉区延伸野应包括整个髂总淋巴链和腹主动脉旁淋巴引流区域，其上界取决于肿瘤波及的范围，至少应达肾血管水平上 1～2 cm。建议采用适形放疗或调强放疗以减少对正常组织的损伤。

（2）腔内放疗

腔内放疗可在阴道切口痊愈后开始实施，最佳开始时间是术后 6～8 周，不应晚于术后 12 周。照射参考点一般选阴道黏膜面或黏膜下 0.5 cm。术后腔内放疗范围不宜超过阴道上 2/3。如果术后辅助放疗仅采用腔内放疗，建议使用高剂量率腔内放疗，阴道黏膜面给予 6 Gy×5 次，或阴道黏膜下 0.5 cm 处给予 7 Gy×3 次或 5.5 Gy×4

次。如果术后辅助放疗选择外照射联合腔内放疗，除了外照射的剂量外，再用高剂量率腔内放疗给予阴道黏膜面（4～6)Gy×（2～3）次的补充量。

对手术无法切除的肿瘤，可采用外照射联合腔内放疗或者单独腔内放疗。腔内放疗的剂量需个体化制定。如果条件允许，宜采用图像引导放射治疗（IGRT）。如果单独使用腔内放疗，子宫体、宫颈、阴道上段 1～2 cm 的 90% 体积至少照射 48 Gy（等效剂量 EQ D2）。如果腔内放疗联合外照射，剂量须增加至 65 Gy（等效剂量 EQ D2）。如果采用 MRI 做放疗计划，可见肿瘤区（GTV）的剂量应大于或等于 80 Gy（等效剂量 EQ D2）。

5 随访

5.1 随访计划

前 2～3 年每 3 个月随访 1 次，以后每 6～12 个月随访 1 次；复查内容包括全身体检及妇科检查、影像学检查和健康宣教。

5.2 影像学检查

胸部、腹部和盆腔 CT 检查（也可选择胸部 CT 结合腹部和盆腔 MRI），前 3 年内每 3～6 个月 1 次，第 4～5 年每 6～12 个月检查 1 次，第 6～10 年根据肿瘤初始分期和病理分级，每 1～2 年检查 1 次。当上述检查不能排除肿瘤转移时，宜行全身 PET-CT 检查。

参考文献

[1] Prat J, Mbatani' N. Uterine sarcomas[J]. Int J Gynaecol Obstet, 2015,131 (Suppl2):S105- S110.

[2] Oliva E, Carcangiu M L, Carinelli S G, et al. Mesenchymal tumours[A]. In: Kurman R J, Carcangiu M L, Herrington C S, Young RH, editors. WHO Classification of Tumours of Female Reproductive Organs[M]. 4th ed. Lyon: IARC, 2014:135-47.

[3] Tropé CG1, Abeler V M, Kristensen G B. Diagnosis and treatment of sarcoma of the uterus. A review. Acta Oncol, 2012, 51(6):694-705.

[4] Prat J. FIGO staging for uterine sarcomas[J]. Int J Gynaecol Obstet, 2009,104 (3):177-178. [Erratum in: Int J Gynaecol Obstet, 2009, 106(3):277]

[5] Rauh-Hain J A, del Carmen M G. Endometrial stromal sarcoma: a systematic review[J]. Obstet Gynecol, 2013, 122(3):676-683.

[6] Yoon A, Park J Y, Park J Y, et al. Prognostic factors and outcomes in endometrial stromal sarcoma with the 2009 FIGO staging system: a multicenter review of 114 cases[J]. Gynecol Oncol, 2014,132(1):70-75.

[7] Reich O, Regauer S. Estrogen replacement therapy and tamoxifen are contraindicated in patients with endometrial stromal sarcoma[J]. Gynecol Oncol, 2006,102(2):413-414.

[8] Bogani G, Cliby W A, Aletti G D. Impact of morcellation on survival outcomes of patients with unexpected uterine leiomyosarcoma: a systematic review and meta-analysis[J]. Gynecol Oncol, 2015,137(1):167-172.

[9] Reichardt P. The treatment of uterine sarcomas[J]. Ann Oncol, 2012, 23(Suppl 10):x151-x157.

[10] Reed N S, Mangioni C, Malmström H, et al. Phase III randomised study to evaluate the role of adjuvant pelvic radiotherapy in the treatment of uterine sarcomas stages I and II: an European Organisation for Research and Treatment of Cancer Gynaecological Cancer Group Study (protocol 55874)[J]. Eur J Cancer, 2008,44(6):808-818.

[11] Amant F, Floquet A, Friedlander M, et al. Gynecologic Cancer InterGroup (GCIG) consensus review for endometrial stromal sarcoma[J]. Int J Gynecol Cancer, 2014,24(9 Suppl 3):S67-72.

[12] Hyman D M, Grisham R N, Hensley M L. Management of advanced uterine leiomyosarcoma[J]. Curr Opin Oncol, 2014, 26(4):422-427.

[13] Pautier P, Nam E J, Provencher D M, et al. Gynecologic Cancer InterGroup (GCIG)

consensus review for high-grade undifferentiated sarcomas of the uterus[J]. Int J Gynecol Cancer, 2014, 24(9 Suppl 3):S73-77.

[14] Hensley M L, Miller A, O'Malley D M, et al. Randomized phase III trial of gemcitabine plus docetaxel plus bevacizumab or placebo as first-line treatment for metastatic uterine leiomyosarcoma: an NRG Oncology/Gynecologic Oncology Group study[J]. J Clin Oncol, 2015, 33(10):1180-1185.

[15] Klopp A, Smith B D, Alektiar K, et al. The role of postoperative radiation therapy for endometrial cancer: Executive summary of an American Society for Radiation Oncology evidence-based guideline[J]. Pract Radiat Oncol, 2014, 4(3):137-144.

[16] 郝敏, 杨婧. 子宫肉瘤的诊治进展和争议问题 [J]. 实用肿瘤杂志, 2016,31(6):502-504.

[17] 陆晓燕, 徐坚. 彩色多普勒超声在诊断子宫肌瘤肉瘤变中的应用［J］. 实用临床医药杂志, 2011, 15 (13) : 121-122.

第 5 章

妊娠滋养细胞疾病诊断与治疗指南

Guideline for diagnosis and treatment of gestational trophoblast disease

妊娠滋养细胞疾病（GTD）是一组源于胎盘滋养细胞的疾病。从流行病学来看，葡萄胎在我国及亚洲一些地区较常见，发病率高达 2/1 000，欧洲和北美发病率通常小于 1/1 000。近年来，亚洲国家葡萄胎的发生率有所下降，可能是经济和饮食的改善以及生育率下降所致。绒毛膜癌（绒癌）的发病率低，难以估算，为（1 ～ 9）/40 000，由于临床上缺乏组织病理学证据，发生于葡萄胎后的绒癌难以与侵蚀性葡萄胎相区分；胎盘部位滋养细胞肿瘤（PSTT）和上皮样滋养细胞肿瘤（ETT）比绒癌更为罕见。

1 GTD 的分类

根据 2014 年 WHO 的分类，GTD 在组织学上可分为：①妊娠滋养细胞肿瘤（GTN），包括绒癌、PSTT 和 ETT。②葡萄胎妊娠，包括完全性葡萄胎、部分性葡萄胎和侵蚀性葡萄胎。③非肿瘤病变，包括超常胎盘部位反应和胎盘部位结节。④异常（非葡萄胎）绒毛病变。虽然 WHO 新分类将侵蚀性葡萄胎列为交界性或不确定行为肿瘤，但在临床上仍将其归类于恶性肿瘤，并与绒癌、PSTT 及 ETT 合称为 GTN。由于其独特的组织学来源及生物学行为，使其成为最早可以通过化疗治愈的实体肿瘤。

2 葡萄胎

葡萄胎是一种良性滋养细胞肿瘤，故称良性葡萄胎，是绒毛滋养细胞异常增生所致。葡萄胎的特点是病变局限于子宫腔内，不侵入肌层，也不发生远处转移。我国流行病学调查表明，葡萄胎妊娠发生率为 0.81‰（以千次妊娠计算），如以多次妊娠中出现一次葡萄胎计算为 1∶1 238。根据肉眼标本及显微镜下特点、染色体核型分析及临床表现，可将葡萄胎妊娠分为完全性葡萄胎及部分性葡萄胎两种类型。

2.1 葡萄胎的诊断

2.1.1 临床诊断

①病史。

②临床检查。

③超声推荐经阴道彩色多普勒超声检查。

④当超声检查无法确诊时，可行磁共振及 CT 等影像学检查。

⑤血清 HCG 水平测定。当早孕期出现阴道流血或剧烈呕吐时，行超声检查，有助于鉴别葡萄胎、多胎妊娠或胎儿畸形。无胎心及 HCG 高于 80 000 U/L 有助于诊断葡萄胎。

2.1.2 组织学诊断

组织学诊断是葡萄胎最重要和最终的诊断方法，葡萄胎每次刮宫的刮出物必须送组织学检查。完全性葡萄胎组织学特征为滋养细胞呈不同程度增生，绒毛间质水肿，间质血管消失或极稀少。部分性葡萄胎在水肿间质可见血管及红细胞，是胎儿存在的重要证据。

染色体核型检查有助于完全性和部分性葡萄胎的鉴别诊断。完全性葡萄胎的染色体核型通常为二倍体，部分性葡萄胎通常为三倍体。

2.2 临床处理及治疗原则

临床诊断为葡萄胎时，应进一步进行血清 HCG 定量测定和胸片检查。葡萄胎一经诊断，应尽快予以清除。

2.2.1 术前准备

①详细了解患者一般情况及生命体征：合并重度妊娠期高血压疾病或心力衰竭者，应积极对症治疗，待病情平稳后予以清宫。

②配血：保持静脉通路开放。

③阴拭子培养：监测感染以选择有效抗生素。

2.2.2 术中注意

①充分扩张宫颈管：从小号依次扩至 8 号以上，避免宫颈管过紧操作，并可减少创伤。

②尽量选用大号吸管，以免葡萄胎组织堵塞吸管而影响操作，如遇葡萄胎组织堵塞吸头，可迅速用卵圆钳钳夹，基本吸净后再用

刮匙沿宫壁轻刮 2 ～ 3 周。

③出血多时可给予缩宫素静脉点滴（缩宫素 10 U，加至 5% 葡萄糖液 500 mL 中），应在宫口已扩大，开始吸宫后使用，避免因宫口未开，子宫收缩，将葡萄胎组织挤入血管。

④由于葡萄胎子宫极软，易发生穿孔，故第 1 次吸宫时，如果子宫较大，不要求一次彻底吸净，常在第 1 次清宫 1 周后行第 2 次刮宫术。一般不主张进行第 3 次刮宫，除非高度怀疑有残留；目前主张对子宫大小小于妊娠 12 周者，应争取 1 次清宫干净。

2.2.3 术后处理

①吸宫术后的处理：仔细检查清出物的数量、出血量、葡萄样变水肿绒毛的大小，观察术后阴道流血情况。将宫腔内吸出物与宫壁刮出物分别送病理学检查，以了解滋养细胞增生程度。

②黄素化囊肿的处理：葡萄胎清除后，大多数黄素化囊肿均能自然消退，无须处理。但如发生卵巢黄素化囊肿扭转，则需及时手术探查。如术中见卵巢外观无明显变化，血运尚未发生障碍，可将各房囊内液穿刺吸出，使囊肿缩小自然复位，不需手术切除。如血运已发生障碍，卵巢已有变色坏死，则应切除病侧卵巢而保留健侧卵巢。

③子宫穿孔的处理：如吸宫开始不久即发现穿孔，应立即停止阴道操作，如无活动性子宫出血，也无腹腔内出血征象，可等待1～2周后再决定是否再次刮宫；如疑有内出血则应进行超选择性子宫动脉栓塞术或开腹探查，并根据患者的年龄及对生育的要求，决定剖宫取胎、子宫修补或切除子宫。

2.2.4 预防性化疗

大多数葡萄胎可经清宫治愈，但仍有部分病例可发展为侵蚀性葡萄胎。目前不主张进行预防性化疗，但对没有随诊条件的高危患者可以考虑预防性化疗，例如当血 HCG > 10^6 U/L、子宫体积明显大于停经月份等。预防性化疗以单药方案为宜，可选用放线菌素 D（Act-D）或甲氨蝶呤（MTX），HCG 正常后停止化疗。

2.3 随诊

对于葡萄胎排除后的随访，每周应随访血 HCG 或 β -HCG，直至 HCG 连续 3 次正常后每个月监测 1 次，至 6 个月。

葡萄胎随访期间应可靠避孕，避孕方法首选避孕套或口服避孕药。不选用宫内节育器，以免穿孔或混淆子宫出血的原因。葡萄胎患者清宫后，如 HCG 自然转阴，在随诊 6 个月后即可妊娠。在 1 次葡萄胎妊娠后再次葡萄胎的发生率为 0.6% ～ 2%，但在连续葡萄胎后再次发生率更高，所以对葡萄胎后的再次妊娠，应在早孕期间行超声和 HCG 测定，以明确是否正常妊娠。分娩后也需随访 HCG 直至阴性。

3 侵蚀性葡萄胎

侵蚀性葡萄胎又称恶性葡萄胎，其与良性葡萄胎不同之处为：良性葡萄胎的病变局限于子宫腔内，而侵蚀性葡萄胎的病变则已侵入肌层或转移至近处或远处器官。

3.1 病理特点

侵蚀性葡萄胎的病理特点为葡萄胎组织侵蚀子宫肌层或其他部位。葡萄胎组织的肌层侵蚀可以是浅表的，也可以蔓延到子宫壁，导致穿孔并累及韧带和附件。当绒毛和滋养细胞造成子宫肌层和子宫外组织器官的破坏性侵犯时，侵蚀性葡萄胎的组织病理学诊断即可成立。如果在任何被检查的部位（子宫或子宫外）不能确切辨认为绒毛，则诊断为绒癌更为恰当，但是为了避免病变错误归类，应用连续切片方法采集标本，以尽可能确认病变组织内是否有绒毛结构。

3.2 临床表现

葡萄胎的临床表现主要为阴道异常出血、腹痛、腹部包块及转移灶引起的相应症状。

3.3 诊断

葡萄胎后滋养细胞肿瘤诊断标准如下：①至少3周连续4次（第1、7、14、21天）测定血 HCG 水平呈平台状态（±10%）。②血 HCG 水平连续上升（> 10%）达3次（第1、7、14天）持续2周或更长。③组织学诊断为侵蚀性葡萄胎或者绒癌。诊断时，需注意排除妊娠物残留和再次妊娠。

3.4 鉴别诊断

侵蚀性葡萄胎应与胎盘植入异常如植入胎盘、超常胎盘部位反应、残余葡萄胎以及绒癌相鉴别。

①胎盘植入主要特征是缺乏底蜕膜，绒毛直接黏附于子宫肌层，且绒毛没有侵蚀性葡萄胎特有的水肿性变化特征。

②超常胎盘部位反应与侵蚀性葡萄胎有时难以区别，尤其是当侵蚀性葡萄胎绒毛很少时不易识别。超常胎盘部位反应的特征为中间型滋养细胞和合体滋养细胞对子宫内膜和子宫肌层形成广泛的滋养层侵蚀。

③葡萄胎清宫不全可导致子宫复旧不良及持续不规则出血，超声检查及再次刮宫有助于鉴别早期侵蚀性葡萄胎及残余葡萄胎。

3.5 治疗

参考绒癌治疗方案。

3.6 预后

通常预后很好，低危患者经过规范治疗后，缓解率可以达到100%。影响预后的重要因素有年龄、末次妊娠终止的时间至化疗的间隔时间、血 HCG 滴度、临床期别及是否规范治疗等。

4 绒癌

绒癌是一种高度恶性的滋养细胞肿瘤，其特点是滋养细胞失去了原来的绒毛或葡萄胎结构，散在地侵入子宫肌层，不仅造成局部严重破坏，还可转移至身体其他部位。绒癌可以继发于正常或不正常的妊娠之后。

4.1 病理特点

绒癌的病理特点为滋养细胞高度增生并大片侵犯子宫肌层和血管，伴有明显和广泛的出血坏死，常伴有远处转移。显微镜下见不到绒毛结构。

4.2 临床表现

绒癌的临床常见症状为葡萄胎、流产或足月产后出现阴道持续不规则流血，或出现一段时间正常月经之后再发生阴道流血，以及转移瘤造成的相应症状。

4.3 诊断要点

①根据葡萄胎排空后或流产、足月分娩、异位妊娠后出现阴道流血和（或）转移灶及其相应症状和体征，结合 HCG 水平，应考虑 GTN 可能。

②滋养细胞肿瘤可以没有组织病理学诊断，而仅根据临床作出诊断，HCG 水平是临床诊断 GTN 的主要依据，影像学证据不是必要的。

③当有组织获得时，应作组织病理学诊断。若在子宫肌层内或子宫外转移灶组织中见到绒毛或退化的绒毛阴影，则诊断为侵蚀性葡萄胎；若仅见成片滋养细胞浸润及坏死出血，未见绒毛结构，则诊断为绒癌。

非葡萄胎妊娠后滋养细胞肿瘤诊断标准为：

①流产、足月产、异位妊娠终止后 4 周以上，血 β-HCG 水平持续在高水平，或曾经一度下降后又上升，已排除妊娠物残留或排除再次妊娠。

②组织病理学诊断为绒癌。

4.4 临床分期及预后评分标准

患者在治疗前都应该进行临床分期及预后评分。

4.4.1 分期的沿革与标准

国际滋养细胞肿瘤学会（ISSTD）于 1998 年即提出了新的 GTN 分期与预后评分修改意见，并提交 FIGO 讨论，FIGO 于 2000 年审定并通过了该分期标准（表 5-1）。

表 5-1　滋养细胞肿瘤解剖分期标准（FIGO，2000）

分期	定义
I	病变局限于子宫
II	病变超出子宫但局限于生殖器官（宫旁、附件及阴道）
III	病变转移至肺，伴或不伴有生殖道转移
IV	病变转移至脑、肝、肠、肾等其他器官

4.4.2 预后评分系统

目前应用 FIGO 于 2000 年审定并通过的分期及预后评分标准（表 5-2），该评分系统更客观地反映了 GTN 患者的实际情况，在诊断疾病的同时更简明地指出了患者除分期之外的病情轻重及预后危险因素。一些期别较早的患者可能存在较多的高危因素，而一些期别较晚的患者可能仍属于低危组。值得强调的是，诊断时新的分期与评分系统的结合使用，更有利于患者治疗方案的选择及对预后的评估。

表 5-2　滋养细胞肿瘤预后评分标准（FIGO，2000）

预后因素	计分 / 分			
	0	1	2	4
年龄 / 岁	< 40	$\geqslant 40$		
末次妊娠	葡萄胎	流产	足月产	
妊娠终止至化疗开始间隔 / 月	< 4	4~6	7~12	> 12
HCG / (U $\cdot$ L^{-1})	$< 10^{3}$	10^{3}~10^{4}	$> 10^{4}$~10^{5}	$\geqslant 10^{5}$
肿瘤最大直径 / cm	< 3	3~5	$\geqslant 5$	
转移部位	胰腺	脾、肾	胃肠道	脑、肝
转移瘤数目 / 个	0	1~4	5~8	> 8
化疗			单药化疗	多药化疗

4.5 治疗原则及方案

治疗原则为以化疗为主，辅以手术和放疗等其他治疗手段。治疗方案的选择根据 FIGO 分期、年龄、对生育的要求和经济情况综合考虑，实施分层或个体化治疗。

4.5.1 低危滋养细胞肿瘤的治疗

低危 GTN 治疗方案的选择主要取决于患者有无子宫外转移灶和保留生育功能的要求。

1）化疗选择

根据最新的 FIGO 关于 GTN 的治疗指南，对于选择性低危患者，可以采用单药化疗。选择指标包括预后评分 0 ～ 4 分、末次妊娠为葡萄胎、病理诊断为非绒癌患者。常用的一线单一化疗药物有 MTX、Act-D、5-FU 等。9% ～ 33% 的低危 GTN 患者首次单药化疗后会产生耐药或者对化疗方案不耐受。当对第一种单药化疗有反应，但 HCG 不能降至正常或因毒性反应阻碍化疗的正常实施，且 HCG < 300 U/L 时，可以改为另一种单药化疗。当对一线单药化疗无反应（HCG 升高或出现新病灶）或者对两种单药化疗均反应不佳时，建议改为联合化疗。

对于预后评分 5 ～ 6 分或者病理诊断为绒癌的低危患者，一线单药化疗失败的风险明显增高，可以按照预后评分高危患者的方案选择联合化疗。

2）停止化疗指征

HCG 正常后巩固化疗 2 ～ 3 个疗程，而不再考虑影像学结果。

3）随访

治疗结束后应严密随访，第一年每个月随访 1 次，1 年后每 3 个月随访 1 次直至满 3 年，以后每年随访 1 次共 5 年。随访第 1 年应严格避孕。

4.5.2 高危滋养细胞肿瘤的治疗

1）治疗原则

以联合化疗为主，结合手术等其他治疗的综合治疗。

2）化疗方案

高危 GTN 化疗方案首推 EMA-CO 方案或以 5-FU 为主的联合化疗方案。EMA-CO 方案初次治疗高危转移病例的完全缓解率及远期生存率均在 90% 以上。根据现有报道，EMA-CO 方案耐受性较好，最常见的毒副反应为骨髓抑制，其次为肝肾毒性。由于粒细胞集落刺激因子（G-CSF）骨髓支持和预防性抗吐治疗的实施，EMA-CO 方案的计划化疗剂量强度已可得到保证。我国是 GTN 的高发地区，在治疗高危病例方面也取得了丰富的经验，以 5-FU 为主的联合化疗方案治疗高危和耐药 GTN 的完全缓解率也达 80% 以上。停止化疗的指征为 HCG 正常后再巩固化疗 3 ～ 4 个疗程。

3）手术

手术主要作为辅助治疗，对控制大出血等各种并发症、消除耐药病灶、减少肿瘤负荷和缩短化疗疗程等方面有一定作用。手术通常在HCG正常或者低水平时实施，且其他部位没有活跃的转移病灶，在围手术期间应根据患者情况给予化疗，化疗方案可选择 Act-D + VP16等较温和的方案，手术宜选择在两次化疗之间进行。对于没有生育要求的妇女，如果子宫病灶较大、存在耐药病灶或病灶穿孔出血时可考虑全子宫切除术；对于有生育要求的年轻妇女，可考虑行病灶切除术。育龄妇女应保留卵巢。其他部位（肺、脑和肝脏等）存在耐药病灶或急性出血时也可以考虑行病灶切除术。

4）放射治疗

放射治疗主要用于脑、肝转移和肺部耐药病灶的治疗。放疗效果目前不肯定，在某些情况下可作为辅助治疗，用于化疗后残留的病灶或耐药病灶，以单个病灶放疗效果最好。

根据病灶部位、大小选择放疗方法及设定照射野。阴道及宫颈转移灶可用腔内放疗，其他部位均用外放射，宜用适形或调强适形放疗。肿瘤剂量为每 3 周左右 40 Gy。脑转移灶若为多发性，在全脑放射的基础上，对残留病灶采用调强放疗，加大局部剂量至 60 Gy。化疗控制下的残留病灶也可选用 γ 刀或 χ 刀等立体定向照射。

5）随访

方法同低危 GTN。

4.5.3 极高危滋养细胞肿瘤的治疗

1）诊断

极高危滋养细胞肿瘤指的是预后评分 ≥ 13 分及对一线联合化疗反应差的肝、脑或广泛转移的高危病例。

2）治疗

极高危滋养细胞肿瘤的治疗方案可直接选择 EP-EMA 等二线方案，但这类患者一开始采用较强的化疗方案，可能引起出血、败血症甚至器官衰竭，故可在标准化疗前先采用低剂量强度化疗，如依托泊苷 100 mg/m^2 和顺铂 20 mg/m^2，每周 1 次共 1～3 周，或如依托泊苷 100 mg／（m^2·d）和放线菌素 D 500 μg/d，每疗程 3 d，疗程间隔 9～12 d，2～3 个疗程，病情缓解后，转为标准化疗。

4.5.4 耐药和复发 GTN 的处理

1）耐药和复发标准

①耐药标准

目前尚无公认的耐药标准。一般认为，化疗过程中出现如下现象应考虑为耐药：经连续 2 个疗程化疗后，血清 HCG 未呈对数下降或呈平台状甚至上升，或影像学检查提示肿瘤病灶不缩小甚至增大或出现新的病灶。

②复发目前尚无统一的诊断标准

目前认为治疗后血清 HCG 连续 3 次阴性，停止治疗 1 个月后 HCG 升高，除外再次妊娠则提示复发。

2）耐药和复发 GTN 治疗方案选择

①推荐的化疗方案

推荐的化疗方案有 EMA-EP、ICE、VIP、TE/TP、VCR+ FUDR+Act-D+VP-16 等。动脉灌注化疗可提高耐药、复发患者的疗效。停止化疗指征为 HCG 正常后，再巩固化疗 3 ～ 4 个疗程。

②手术治疗

强调手术治疗在高危耐药和复发患者治疗中的重要性及手术时机的选择。耐药性 GTN 患者的手术指征为：患者一般情况好，可耐受手术；转移灶为孤立的可切除病灶；无手术切除部位以外的活跃性转移灶；术前血清 β -HCG 应尽可能接近正常水平。

5 中间型滋养细胞肿瘤

5.1 胎盘部位滋养细胞肿瘤

胎盘部位滋养细胞肿瘤（PSTT）是指源于胎盘种植部位的一种特殊类型的滋养细胞肿瘤，肿瘤几乎完全由中间型滋养细胞组成。临床罕见，多数不发生转移，预后良好。但少数病例可发生子宫外转移，预后不良。

5.1.1 诊断要点

确诊依靠组织病理学检查，可通过手术切除或刮宫的标本作出组织病理学诊断。血 HCG 水平多数阴性或轻度升高，但血 HCG 游离 β 亚单位升高。血人胎盘泌乳素（HPL）水平可轻度升高。影像学检查均缺乏特异性，超声、MRI、CT 等检查可用于辅助诊断。

5.1.2 分期

PSTT 采用临床分期，但不适用预后评分，HCG 水平与肿瘤负荷、疾病转归也无相关性。一般认为，当出现下列情况之一者为高危 PSTT，预后不良：

①有丝分裂指数＞5个/10 HPF。

②距前次妊娠时间＞2年。

③有子宫外转移病灶。也有报道，FIGO 晚期、病程大于 4 年及出现胞浆透亮的肿瘤细胞是独立不良预后因素。

5.1.3 治疗方案及原则

①手术：首选的治疗方法，手术范围为全子宫＋双卵管切除术。对于非高危 PSTT 患者，手术后不需要化疗。

②化疗：主要作为高危患者子宫切除后的辅助治疗，应选择联合化疗，首选的化疗方案为 EMA-CO，实施化疗的疗程数同高危滋养细胞肿瘤。

③保留生育功能治疗：对年轻、渴望生育、低危且病灶局限的 PSTT 患者，可在充分知情同意的前提下，采用彻底刮宫、子宫病灶切除和（或）联合化疗等方法。病变弥漫者不适用保守性治疗。保守性治疗后若出现持续性子宫病灶和 HCG 水平异常，则应考虑子宫切除术。

④随访：内容基本同滋养细胞肿瘤，但由于 HCG 水平常常不高，影像学检查更为重要。有条件的医疗单位可选择 MRI 检查。

5.2 上皮样滋养细胞肿瘤

ETT 源于绒毛膜型中间型滋养细胞，可与绒癌或 PSTT 合并存在。ETT 非常罕见，但育龄妇女多见，常继发于足月妊娠，临床表现与 PSTT 相似，约 70% 的患者出现阴道流血，血 HCG 水平轻度升高。手术是 ETT 主要的治疗手段，手术方式包括全子宫切除以及宫外转移灶切除。化疗不敏感，可以作为辅助治疗，建议选择 EP-EMA、EMA/CO 及 FAEV 等方案。

滋养细胞肿瘤常用化疗方案见表 5-3、表 5-4。

表 5-3　滋养细胞肿瘤常用单药化疗方案

药物	药物及用法
MTX-FA	MTX 1 mg /（kg·d），肌注，隔日 1 次 ×4 d（1、3、5、7 d）; CVF 为 1/10 MTX 剂量（24 或 30 h 后），肌注，隔日 1 次 ×4 d（2、4、6、8 d）; 均每 2 周 1 次
Act-D	脉冲给药 1.25 mg/m²，静脉注射，每 2 周 1 次（最大剂量 2 mg）
MTX	0.4 mg/（kg·d），静脉注射或肌注 ×5 d，每 2 周 1 次（最大剂量 25 mg/d）
Act-D	0.5 mg（10~13 μg/kg），静脉注射 ×5 d，每 2 周 1 次
5-FU	28~30 mg/kg，静脉注射，每日 1 次 ×8 d，间隔 14 d
其他	（1）MTX 100 mg/m²，静脉注射；200 mg/m²，静脉点滴 ×1 d（12 h 以上），每 2 周 1 次；需要 CVF 解救；（2）VP-16 100 mg/（m²·d）×5 d，每 2 周 1 次

注：前两种方案为最常用的单药化疗方案。

表 5-4　滋养细胞肿瘤常用联合化疗方案

化疗方案	药物	剂量与溶剂	用法
VCR +5-FU/ FUDR+ Act-D （FAV）	VCR	2 mg+NS 20 mL	静脉注射，化疗前 3 h（第 1 天用），床旁化药
	5-FU/FUDR	24~26 mg/（kg·d）+ 5% GS 500 mL	静脉滴注，每日 1 次（匀速，8 h）
	Act-D	4~6μg/（kg·d）+5% GS 250 mL	静脉滴注，每日 1 次（1 h）
注意事项	6 d 为 1 个疗程，间隔 17~21 d		
VCR + 5- FU/ FUDR + Act- D+ Vp-16 （FAEV）	VCR	2 mg+NS 20 mL	静脉注射，化疗前 3 h（第 1 天用），床旁化药
	VP-16	100 mg/（m²·d）+NS 500 mL	静脉滴注，每日 1 次（1 h）
	Act-D	200μg/（m²·d）+5% GS 250 mL	静脉滴注，每日 1 次（1 h）
	5-FU/FUDR	800~900 mg/（m²·d）+5% GS 500 mL	静脉滴注，每日 1 次（匀速，8 h）
注意事项	5 d 为 1 个疗程，间隔 17~21 d		
EMA/CO			
EMA			
第 1 天	Act-D	500 μg+5% GS 250 mL	静脉滴注（1 h），体重小于 40 kg 用 400 μg
	VP-16	100 mg/m²+NS 500 mL	静脉滴注（1 h）
	MTX	100 mg/m²+NS 30 mL	静脉注射
	MTX	200 mg/m²+NS 1 000 mL	静脉滴注（12 h）
注意事项	水化 2 d，日补液总量 2 500~3 000 mL，记尿量，尿量应＞2 500 mL/d		

化疗方案	药物	剂量与溶剂	用法
第2天	Act-D	500 μg+5% GS 250 mL	静脉滴注（1 h），体重＜40 kg用400 μg
	VP-16	100 mg/m² +NS 500 mL	静脉滴注（1 h）
	CVF	15 mg+NS 4 mL	肌注，每12 h 1次，从静脉注射MTX开始24 h后开始，共4次
CO			
第8天	VCR	2 mg + NS 20 mL	静脉注射，化疗前3 h
	CTX	600 mg/m² +NS 500 mL	静脉滴注（2 h）
	或 IFO	1 600~1 800 mg/m² +NS 500 mL	
注意事项	补液1 500~2 000 mL（用CTX者不需大量补液）；IFO时用美司钠解救，用法：20% IFO的量（一般为400 mg），0、4和8 h		
第15天	重复下一疗程第1天		
EMA/EP			
EMA			
第1天	同EMA/CO方案第1天用药		
第2天	CVF解救		
EP			
第8天	VP-16	150 mg/m²（最大剂量200 mg）+NS 500 mL	静脉滴注
	DDP（水剂）	75 mg/m²（最大剂量100 mg）+NS 500 mL	静脉滴注
	DDP需要水化		

续表

化疗方案	药物	剂量与溶剂	用法
第 15 天	重复下一疗程第 1 天		
VP-16+ Act-D （AE）	VP-16	100 mg/（m²·d）+NS 500 mL	静脉滴注，每日 1 次（1 h），化疗第 1~3 d 用
	Act-D	500 μg+5% GS 250 mL	静脉滴注，每日 1 次（化疗第 1~3 d 用）
注意事项	3 d 为 1 个疗程，间隔 9~12 d		
TE/TP			
第 1 天	地塞米松	20 mg	口服，化疗前 12、6 h
	西米替丁	30 mg+NS 100 mL	静脉注射＞30 min
	紫杉醇	135 mg/m²+NS 250 mL	静脉注射＞3 h
	10% 甘露醇	500 mL	静脉注射＞1 h
	DDP	60 mg/m²（最大 100 mg）+NS 1 000 mL	静脉注射＞3 h
	水化液	5% GS 1 000 mL	静脉注射
第 15 天	地塞米松	20 mg	口服，化疗前 12、6 h
	西米替丁	30 mg+NS 100 mL	静脉注射
	紫杉醇	135 mg/m²+NS 250 mL	静脉注射＞3 h
	Vp-16	150 mg/m²（最大 200 mg）+NS 1 000 mL	静脉注射＞1 h
注意事项	TE 和 TP 2 周交替，4 周为 1 个疗程		

参考文献

[1] 向阳, 宋鸿钊. 滋养细胞肿瘤学 [M].3 版. 北京：人民卫生出版社, 2011.

[2] Berkowitz R S, Goldstein D P.Gestational trophoblastic diesase//Berek J S.Berek & Novak's Gynecology.15th ed.Philadelphia: Lippincott Williams & Wilkins, 2012：1581-1603.

[3] Ngan H Y, Seckl M J, Berkowitz R S, et al. FIGO Cancer report 2015: Update on the diagnosis and management of gestational trophoblastic disease. Int J Gynecol Obstet, 2015, 13(Suppl 2):s123-s126.

[4] Kurman R J, Carcangiu M L, Herrington C S, et al, WHO Classification of Tumours of Female Reproductive Organs [M]. 4th edition, 2014, www.who.int/bookorders.

[5] Lawrie T A, Alazzam M, Tidy J, et al. First-line chemotherapy in low-risk gestational trophoblastic neoplasia. Cochrane Database Syst Rev , 2016(6):CD007102.

[6] Bolze P A, Riedl C, Massardier J, et al. Mortality rate of gestational trophoblastic neoplasia with a FIGO score of ≥ 13 [J]. American journal of obstetrics and gynecology, 2016, 214(3): 390.e1-8.

[7] Yang J, Xiang Y, Wan X, et al. Primary treatment of stage IV gestational trophoblastic neoplasia with floxuridine, dactinomycin, etoposide and vincristine (FAEV): A report based on our 10-year clinical experiences [J]. Gynecologic oncology, 2016, 143(1): 68-72.

[8] Feng F, Xiang Y, Wan X, et al. Salvage combination chemotherapy with floxuridine, dactinomycin, etoposide, and vincristine (FAEV) for patients with relapsed/ chemoresistant gestational trophoblastic neoplasia [J]. Annals of oncology : official journal of the European Society for Medical Oncology / ESMO, 2011, 22(7): 1588-1594.

第 6 章

外阴癌诊断与治疗指南

Guideline for diagnosis and treatment of vaginal carcinoma

　　外阴癌（carcinoma of the vulva）是一种少见的妇科恶性肿瘤，占所有女性生殖道恶性肿瘤的 3% ～ 5%，多发生于绝经后的老年妇女。肿瘤可发生于外阴的皮肤、黏膜及其附件组织，主要病理类型有鳞状细胞癌、腺癌、基底细胞癌、恶性黑色素瘤、肉瘤，还包括转移性癌。外阴癌的发生率呈上升趋势，75 岁及以上老龄妇女外阴癌的发病率增加，可能与外阴的硬化苔藓病变等非肿瘤性上皮病变和高龄导致上皮细胞出现非典型性增生有关，并且 50 岁以上妇女的外阴上皮内瘤变（vulval in-traepithelial neoplasia，VIN）发病率也呈上升趋势。与人乳头瘤病毒（HPV）感染（主要是人乳头瘤病毒

16 和 18 型）相关的外阴癌，VIN 是其癌前病变，80% 未治疗的外阴高级别上皮内瘤变可进展为外阴浸润癌。非 HPV 感染外阴癌通常为外阴硬化苔藓样病变产生，分化好，放化疗不敏感。

1 诊断

1.1 详细询问病史

常见症状为持续性外阴刺痛，可伴有分泌物增加。了解症状出现的时间、部位及其他的伴随症状。

1.2 全身体格检查

注意检查浅表淋巴结（尤其腹股沟淋巴结）有无肿大。

1.3 妇科检查

妇科检查应明确外阴肿物或病变的部位、距身体中线的最大距

离、大小、形态（丘疹或斑块、结节、菜花、溃疡等）、浸润的深度
等，肿瘤是否累及尿道（口）、阴道、肛门和直肠，检查外阴皮肤有
无增厚、色素改变及溃疡情况。

1.4 组织病理学是确诊外阴癌的金标准

1.4.1 术前确诊

　　对有多年外阴瘙痒史并伴有外阴白斑，或经久不愈的糜烂，外
阴结节、乳头状瘤、尖锐湿疣及溃疡等可疑病变应及时取活检行组
织病理学诊断，阴道镜下行病变部位活检，对 VIN III 和早期外阴癌
的治疗尤为重要；组织病理应包括明显的肿瘤、癌周皮肤和皮下组
织。对肿瘤直径≤ 2 cm 的早期外阴癌可在局部麻醉下行肿物完整切
除活检，经连续病理切片检查，准确评价肿瘤的浸润深度，指导早
期外阴癌的个体化治疗。

1.4.2 术后病理

　　肿瘤的病理类型、分级、浸润深度、有无淋巴脉管间隙受侵、
手术切缘和肿瘤基底是否切净、淋巴结转移的部位和数目及是否扩
散到包膜外等，确定肿瘤期别，并指导术后辅助治疗。

外阴恶性肿瘤主要病理类型，鳞状细胞癌占 80%～90%；黑色素瘤为外阴第二常见恶性肿瘤；疣状癌肿瘤体积较大，呈菜花状，多数与 HPV 感染相关；基底细胞癌和腺癌少见；腺癌主要来源于外阴皮肤，以前庭大腺癌相对多见；外阴佩吉特病也属于外阴癌病理类型。

1.5 辅助检查

1.5.1 常规检查

治疗前应常规检查血、尿、便三大常规，肝、肾功能和血清肿瘤标志物（如鳞癌查鳞状细胞癌抗原）等各项指标。

1.5.2 影像学检查

胸部 X 线 /CT 检查排除肺转移；腹股沟和盆腔肿大淋巴结、肿瘤的远处转移及外阴肿瘤与周围器官的关系等，采用 CT 或 MRI 或 PET-CT 等影像学检查有助于阳性发现。

1.5.3 超声指引下细针穿刺活检

该检查是诊断腹股沟淋巴结转移的方法，诊断的敏感度可达 93%。

1.5.4 外阴癌术前淋巴显影和核素检查

该检查可发现并识别腹股沟前哨淋巴结。已发表的相关研究证实了早期外阴鳞癌（临床Ⅰ、Ⅱ期，肿瘤直径＜ 4 cm）通过切除前哨淋巴结评估腹股沟淋巴结转移的准确性和阴性预测值均可达 90% 以上。

1.5.5 其他检查

对于晚期外阴癌患者，应行膀胱镜和（或）直肠镜检查，了解尿道、膀胱和直肠黏膜受侵情况。

2 分期

外阴癌的分期包括国际妇产科联盟（Federation of International Gynecologic Oncology，FIGO）的 FIGO 分期和国际抗癌联盟（Union for International Cancer Control，UICC）的 TNM 分期，目前临床均有采用，但多采用 FIGO 分期。1988 年 FIGO 确立了外阴癌的手术病理分期，于 1994 年进行了修改，将Ⅰ期外阴癌，按照肿瘤的浸润深度进一步分为Ⅰ A 期（肿瘤浸润间质深度≤ 1.0 mm）和Ⅰ B 期（间质浸润深度＞ 1.0 mm）。2009 年 FIGO 对外阴癌分期再次进行了修订，此次分期，取消了 0 期，除ⅠA 和ⅣB 期还保持 1994 年的 FIGO 分期标准外，其余各期均发生了变化，并根据腹股沟淋巴结转移的大小、数目和形态将外阴癌进一步分为ⅢA、ⅢB、ⅢC 和ⅣAⅱ期，见表 6-1。FIGO 分期与 UICC 的 TNM 分期对照见表 6-2。

表 6-1　外阴癌的分期（FIGO，2009）

FIGO 分期	肿瘤范围
Ⅰ期	肿瘤局限于外阴
ⅠA	病变≤2 cm，局限于外阴或会阴，且间质浸润≤1.0 mm*，无淋巴结转移
ⅠB	病变＞2 cm 或间质浸润＞1.0 mm*，局限于外阴或会阴，且淋巴结阴性
Ⅱ期	任何大小的肿瘤蔓延到邻近的会阴结构（下 1/3 尿道，下 1/3 阴道，肛门），且淋巴结阴性
Ⅲ期	任何大小的肿瘤有或没有肿瘤蔓延到邻近的会阴结构（下 1/3 尿道，下 1/3 阴道，肛门）且腹股沟 – 股淋巴结转移阳性
ⅢA	（ⅰ）1 个淋巴结转移（≥5 mm），或（ⅱ）1～2 个淋巴结转移（＜5 mm）
ⅢB	（ⅰ）≥2 个淋巴结转移（≥5 mm），或（ⅱ）≥3 个淋巴结转移（＜5 mm）
ⅢC	淋巴结转移且扩散到淋巴结包膜外
Ⅳ期	肿瘤浸润其他区域（上 2/3 尿道，上 2/3 阴道）或远处器官
ⅣA	肿瘤侵及下列任何一个部位： （ⅰ）上段尿道和（或）阴道黏膜，膀胱黏膜，直肠黏膜，或固定于骨盆，或 （ⅱ）腹股沟—股淋巴结固定或呈溃疡状
ⅣB	任何远处转移包括盆腔淋巴结转移

注：* 浸润深度的测量是从邻近最表浅真皮乳头的皮肤—间质结合处至浸润的最深点。

表 6-2　FIGO　2009 分期与 TNM 分期的对照

FIGO 分期	UICC 分期		
	T	N	M
I期	T1		M0
I A	T1a		M0
I B	T1b		M0
II期	T2/T3		M0
III期			
III A	T1，T2，T3	N1a，N1b	M0
III B	T1，T2，T3	N2a，N2b	M0
III C	T1，T2，T3	N2c	M0
IV期			
IV A	T4	N0 ～ N3	M0
IV B	任何 T	任何 N（包括盆腔淋巴结转移）	M1

3 治疗

外阴癌治疗以手术治疗为主。随着对外阴癌生物学行为的认识，外阴癌的手术治疗模式发生了很大改变，前哨淋巴结检查和切除以确定是否进行腹股沟淋巴结单侧或双侧切除，对早期外阴癌强调个

体化、人性化手术治疗，而局部晚期（或）晚期外阴癌则强调手术 +
放疗的综合治疗。

3.1 手术治疗

手术前肿瘤组织活检，明确病理类型和浸润深度。手术治疗包
括外阴肿瘤切除术和腹股沟淋巴结切除术。外阴肿瘤切除分为广泛
外阴切除术、改良广泛外阴切除术和外阴扩大切除术；腹股沟淋巴
结切除术分为腹股沟淋巴结根治性切除术（腹股沟淋巴结清扫术）、
腹股沟前哨淋巴结切除术和腹股沟淋巴结活检术。

3.1.1 外阴手术

1）广泛外阴切除术

广泛外阴切除术适用于ⅠB期中心型外阴癌，肿瘤位于或累及小
阴唇前段、所有Ⅱ期以上外阴癌。广泛外阴切除术指两侧外阴同时
切除，其中癌旁切除的组织应 ≥ 2 cm，内切缘至少 1 cm，此术式
为外阴毁损性手术，外阴的皮肤黏膜及皮下组织全部切除，创伤大。
手术基底部需切至筋膜层，切缘缝合张力较大，部分肿瘤巨大者在
手术中需行转移皮瓣手术，切口Ⅰ期愈合率较低。

2）改良广泛外阴切除术

改良广泛外阴切除术适用于ⅠB期和部分Ⅱ期非中心型外阴癌，术式是指手术切缘在肿瘤边缘外 1 ～ 2 cm 处，较小的单侧肿瘤可保留对侧外阴，手术创伤和手术范围小于外阴根治性切除术。为保证切缘阴性，手术切缘距肿瘤边缘应≥ 1 cm。

3）外阴扩大切除术

外阴扩大切除术适用于外阴癌前病变、ⅠA 期外阴癌，切缘应于病变边缘外 0.5 ～ 1.0 cm。对于术后病理报告手术切缘阳性的患者，可以再次手术切除，也可以直接补充放疗。

3.1.2 腹股沟淋巴结切除术

除ⅠA 期外，其他各期均需要行腹股沟淋巴结切除。针对手术中探查的阳性淋巴结予以切除，可分为腹股沟浅淋巴结和深淋巴结切除，采取的手术方式要根据医师的经验采取不同的方法，一般采用开放性手术，允许有腹腔镜手术经验者采用腹腔镜下腹股沟淋巴结切除术。对于单侧外阴癌可考虑只做同侧腹股沟淋巴结切除，若发生转移需要做双侧淋巴结切除。外阴肿瘤为中线型或中线受侵应行双侧腹股沟淋巴结切除术。

1）腹股沟淋巴结清扫术

该术式强调对区域淋巴结包括脂肪在内的整块切除，切口I期愈合率低，下肢回流障碍、淋巴水肿等并发症发生率较高。

2）腹股沟前哨淋巴结切除术

根据肿瘤大小、部位选择不同手术方式，对于肿瘤＜4 cm 的单灶性病变、无腹股沟淋巴结转移证据的患者采用前哨淋巴结活检。于外阴癌灶旁注射示踪剂（亚甲蓝及 ^{99m}Tc 等示踪剂）显示前哨淋巴结，切除蓝染淋巴结（前哨）和（或）淋巴管快速病理检查，因冰冻切片导致的组织缺失可能会造成漏诊或微转移未能检出，可能与组织病理检查不符合，组织病理检查结果为阳性需采取补充治疗。前哨淋巴结阳性，则应进行患侧腹股沟淋巴结切除或清扫术或切除阳性前哨淋巴结随后给予同侧腹股沟区放疗。前哨淋巴结阴性，则不需再切除剩余的淋巴结；肿瘤累及中线时，必须进行双侧前哨淋巴结切除。如果仅在一侧检出前哨淋巴结阳性，对侧也应进行腹股沟淋巴结清扫。前哨淋巴结的病理学评估要求应至少每 200μm 一个层面进行连续切片，如 HE 染色阴性，应进行免疫组化染色。

3）腹股沟淋巴结活检术

针对腹股沟区出现明显肿大的淋巴结，为了明确其性质而采取此手术方法。如淋巴结没有融合、可活动，可以完整切除；如果已经融合固定，则只行部分组织切除术，得到病理学诊断，明确诊断后予以局部放疗。

4）腹股沟淋巴结穿刺活检术

对于已经固定的腹股沟病灶或患者体质不能耐受腹股沟肿大淋巴结切除活检者，可行穿刺活检，进行病理学诊断，明确诊断为阳性后予以局部放疗。

3.2 放射治疗

外阴潮湿，皮肤黏膜对放射线的耐受较差，放疗耐受性差，从而限制了外阴癌的照射剂量，难以达到肿瘤根治的放疗剂量。外阴癌单纯放疗的疗效差，局部复发率高。放疗通常作为外阴癌的术前、术后辅助治疗或晚期外阴癌综合治疗的一部分，或用于晚期病变减小超广泛手术的创伤和改善外阴癌患者的预后。

3.2.1 术前放疗

可缩小肿瘤体积，利于手术切除，保留器官功能并提高手术疗效，主要用于外阴肿瘤体积大、范围广，累及尿道、阴道和肛门，手术切除困难，影响排尿、排便功能的患者。一般用直线加速器膀胱截石位对准外阴垂直照射或沿肿瘤基底切线照射，照射野的设计取决于肿瘤的大小和部位，应尽量避开肛门；肿瘤的照射剂量（DT）可达 40 Gy。若肿瘤侵及阴道，可同时行阴道近距离放疗。

3.2.2 术后放疗

用于术后病理具有高危因素的患者，包括：手术侧切缘或基底未净、肿瘤距切缘近（＜1 cm）、腹股沟多个淋巴结转移或肿瘤浸透淋巴结包膜者。术后放疗以体外照射为主，照射野应包括外阴区（手术切缘或基底未净和肿瘤距切缘近者）和腹股沟区（腹股沟淋巴结转移者）。外阴区根据肿瘤残存部位确定。腹股沟区有 2 种设野方式：

①腹股沟野（图 6-1）。

②腹股沟—阴阜野（图 6-2）：用于病变较晚或阴阜部位皮下切除不够者。如果有腹股沟淋巴结或盆腔淋巴结转移者，应追加盆腔后野照射，补充盆腔淋巴结的照射剂量；或采用调强放射治疗，腹股沟区和盆腔区同时设计靶区。镜下残存肿瘤或腹股沟淋巴结切除术后有镜下转移者，放疗剂量至少达 50 Gy；有多个淋巴结转移或淋巴结包膜外浸润者，剂量应达 60 Gy；若有肉眼可见肿瘤残存者，剂量需达 60 ~ 70 Gy，可提高肿瘤的局部控制率。放疗多采用高能

X 线和电子线相结合的照射技术（根据肿瘤的深度选择电子线的能量），如果腹股沟淋巴结明显肿大，可先连同周围组织大块切除肿大淋巴结，经病理学确诊后行腹股沟区放疗，可减轻下肢水肿。

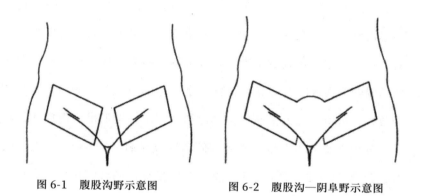

图 6-1　腹股沟野示意图　　　图 6-2　腹股沟—阴阜野示意图

3.2.3 单纯放疗

　　主要用于病变范围广、侵及周围器官、肿瘤固定无法切除的某些晚期肿瘤患者，或有严重合并症不能耐受手术及拒绝手术治疗的患者。照射方式和设野大小同术前放疗。

　　外阴癌因放疗剂量受限，因此单纯放疗的疗效较差，常需在根治量放疗后切除残存肿瘤，提高肿瘤的控制率并改善生存期。肿瘤的局部控制率与照射剂量呈正相关，但外阴受照射剂量达 40 Gy 时，即可出现明显的放疗湿性反应、脱皮和溃疡等。放疗期间出现严重的放疗反应时，可休息 1 ～ 2 周，待反应减轻或消退后再继续放疗。若外照射剂量达 40 ～ 50 Gy 时，根据肿瘤的消退情况补加组织间插植放疗或缩野后追加照射剂量，可提高肿瘤的控制率。外阴癌腹股沟淋巴结放疗效果比手术差，复发率明显高于手术切除的患者，但对腹股沟淋巴结阳性的患者可行肿大淋巴结切除或活检（若肿大淋巴结浸润肌肉或股血管等不能切除时），病理证实后行腹股沟区和盆腔放疗，应避免彻底的腹股沟淋巴结清扫术并辅助术后的放疗，因其可导致严重的下肢淋巴水肿。外阴癌放疗剂量＞ 60 Gy，尤其联合近距离治疗时，常出现中重度放疗并发症，如直肠狭窄、直肠—阴道瘘、骨或皮肤或阴道坏死等，严重时需手术处理。

3.2.4 同步放化疗

外阴癌单纯化疗的效果较差，常与放疗或手术联合或同步放化疗治疗晚期和复发性外阴癌，可避免盆腔器官切除术，减少手术创伤和并发症，提高肿瘤的控制率和患者生存率，且同步放化疗治疗外阴癌的疗效优于单纯放疗。

3.3 外阴癌的化疗

目前尚无标准方案，常用方案如下。外阴鳞癌，① PF 方案：顺铂（DDP）50 mg/m² 静脉滴注，化疗第 1 天；氟尿嘧啶（5-FU）1g/（m²·24 h）静脉持续滴注 96 h；每 4 周重复。② TC（紫杉醇 + 卡铂）方案：紫杉醇 135 ～ 175 mg/m²+ 卡铂（AUC）=4 ～ 5。③ TP（紫杉醇 + 顺铂）方案：紫杉醇 135 ～ 175 mg/m²+ 顺铂 60 ～ 70 mg/m²。④ MF 方案：丝裂霉素（MMC）10 mg/m² 静脉滴注，化疗第 1 天；5-FU 1g/（m²·24 h）静脉持续滴注 96 h；每 4 周重复。

4 其他类型的外阴恶性肿瘤

4.1 外阴恶性黑色素瘤

4.1.1 临床特征

外阴恶性黑色素瘤是女性生殖道黑色素瘤中常见的类型，居外阴恶性肿瘤的第二位。常由外阴色素痣恶变而来，外观呈棕褐色或蓝黑色的隆起样或扁平结节，也可表现为息肉样或乳头样结节，晚期肿瘤还可表现为溃疡状。约有 10% 患者的病灶不含黑色素细胞，外观与外阴的鳞状上皮原位癌类似，此部分患者称为无色素的恶性黑色素瘤。

4.1.2 诊断

外阴恶性黑色素瘤的诊断除根据病史和临床特征外，主要依靠肿瘤的组织病理学检查确诊。组织活检最好将病灶完整切除，切缘距肿瘤至少 1 cm。采用抗黑色素瘤特异性抗体（HMB-45）、S-100 和神经特异性烯醇化酶（NSE）等标志物进行免疫组化染色作为黑色素瘤的诊断和鉴别诊断，对无色素的恶性黑色素瘤患者尤其重要。

4.1.3 分期

仍沿用 FIGO 制定的外阴癌的临床病理分期，也可以参考美国癌症联合会（AJCC）或 UICC 制订的皮肤黑色素瘤的分期系统。

4.1.4 治疗

外阴恶性黑色素瘤的恶性程度高，预后差，容易复发和转移。但其总的治疗原则应以手术治疗为主。近年，对早期外阴恶性黑色素瘤的手术更趋向保守，可行根治性局部切除，切缘应距肿瘤边缘 1 ～ 2 cm。生物治疗在恶性黑色素瘤的治疗中占有重要地位，且生物治疗联合化疗的有效率明显高于单纯化疗和单纯生物治疗。分子靶向药物联合化疗运用于治疗晚期和复发性恶性黑色素瘤包括：索拉非尼、贝伐单抗、Oblimersen 等联合替莫唑胺（TMZ），但绝大多数的研究结果不尽如人意。女性生殖道恶性黑色素瘤的治疗可借鉴皮肤黏膜的恶性黑色素瘤。目前认为有效的药物有达卡巴嗪（DTIC）、替莫唑胺（TMZ）、紫杉醇、白蛋白结合紫杉醇、多柔比星（ADM）、异环磷酰胺（IFO）、长春新碱（VCR）、DDP、放线菌素 D 等。DTIC 为晚期恶性黑色素瘤的内科治疗"金标准"，DTIC，TMZ 为主的联合治疗（如顺铂或福莫斯汀）或紫杉醇联合卡铂为首选化疗方案，晚期建议行 4 ～ 6 个疗程后予以疗效评估。外阴黑色素瘤常用方案，① BDPT 方案：卡莫司汀（BCNU）150 mg/m^2，静脉滴注，第 1 天，每 6 周重复；DTIC 200 mg/m^2，静脉滴注，第 1 ～ 3 天，每 3 周重复；DDP 20 mg/m^2，静脉滴注，第 1 ～ 3 天，每 3 周重复。② PVD 方案：DDP 20 mg/m^2，静脉滴注，第 1 ～ 4 天；DTIC 200 mg/m^2，静脉滴注，第 1 ～ 4 天；长春碱（VLB）1.5 mg/m^2，静脉注射，第 1 ～ 4 天。每 3 ～ 4 周重复。③ CPD 方案：洛莫司丁 100 mg/m^2 口服，每 6 ～ 8 周 1 次，3 次为 1 个疗程；丙卡巴肼：100 mg/m^2 分为 3 次服用，连续口服 2 周；放线菌素 D：200 ～ 300 μg/m^2，静脉注射，第 1 ～ 8 天。上述化疗可与干扰素（IFN）和白介素（IL）-2 生物治疗联合，如：IFN-α 100 万～300 万 U/ 次，皮下注射；IL-2 60 万～ 100 万 U/ 次，皮下注射；IFN-α 与 IL-2 隔日交替注射，连续用药 6 ～ 8 周。大剂量 α-2b 干扰素可延长患者的无复发生存期和总生存期。2011 年，美国食品药品监督管理局（FDA）新批准高危型黑色素瘤使用长效 α 干扰素治疗 5 年，原发灶有溃疡患者更为获益，但对黏膜来源的恶性黑色素瘤尚无循证医学证据。推荐高剂量 α-2b 干扰素 1 年 2 000 万 U/m^2，第 1 ～ 5 天，共 4 周或 1 000 万 U/m^2，每周 2 次 ×48 周（ⅡA 类证据）；国内经验推荐高剂量 α-2b 干扰素 1 年 [1500 万 U/m^2，第 1 ～ 5 天，共 4 周；900 万 U/m^2，每周 2 次 ×48 周（ⅡB 类证据）]。以上 2 种使用方法均需进行剂量爬坡个体化治疗，减少毒副反应。转移性恶性黑色素瘤的治疗，可选用达卡巴嗪或替莫唑胺，顺铂或卡铂，联合或不联合长春花碱或亚硝基脲，联合 IL-2 和 α-2b 干扰素（ⅡB 类证据）治疗。可选用抗 PD-1 类药物，抗 CTLA4- 单抗等治疗，或参加临床试验。NCCN 指南推荐 dabrafenib 联合 trametinib 作为 III 期 BRAF 突变阳性患者术后辅助治疗。另外，ipilimumab 用于区域淋巴结转移或＞ 1 mm 的微转移的黑色素术后辅助治疗。对于 BRAF 阴性的可选用 PD-1。nivolumab 是另一种被 FDA 推荐的治疗晚期黑色素瘤的 PD-1 抗体，也被推荐为术后首选辅助免疫治疗。

免疫治疗可参照皮肤黏膜黑色素瘤方案，其免疫治疗已取得一定疗效。针对外阴恶性黑色素瘤的研究较少，值得探索。

4.2 外阴基底细胞癌

4.2.1 临床特征

外阴基底细胞癌是一种较罕见的外阴恶性肿瘤，其患者占外阴恶性肿瘤患者的 2%～3%。临床表现与鳞癌相似，外阴基底细胞癌的恶性程度较低，生长缓慢，病程较长。以局部浸润蔓延为主，腹股沟淋巴结转移少见。

4.2.2 诊断

外阴基底细胞癌的确诊依靠组织病理学诊断。常因肿瘤生长缓慢，病程长，而延误诊断 4～6 年。因此，对持续存在的外阴肿物应警惕有本病的可能。

4.2.3 治疗和预后

外阴基底细胞癌以手术治疗为主，对于病灶局限患者推荐行改良广泛外阴切除术，而对于病变范围广、浸润较深的患者，建议行广泛外阴切除术。若可疑有腹股沟淋巴结转移患者应行淋巴结活检，病理学证实淋巴结转移，则行同侧或双侧腹股沟淋巴结清扫术。由于基底细胞癌对化疗不敏感，彻底手术后一般不需要放疗与化疗，对于未切尽或基底阳性的可补充放疗。总体预后好。

4.3 外阴前庭大腺癌

4.3.1 临床特征

外阴前庭大腺癌（primary carcinoma of the Bartholin gland）患者占所有外阴恶性肿瘤患者的 0.1% ～ 5%，其病因尚不清楚，可能与前庭大腺囊肿感染有关。腺癌患者占外阴前庭大腺癌患者的 40% ～ 60%，少见有鳞癌、腺鳞癌、移行细胞癌、腺样囊性癌和小细胞癌患者等，其中腺样囊性癌是外阴前庭大腺癌中的一种特殊类型，生物学行为独特。患者发病年龄较小，中位年龄为 45 ～ 55 岁。多数表现为外阴前庭大腺部位表面光滑的肿物，少数继发感染患者肿瘤表面可溃烂，呈溃疡型，肿瘤大小为 2 ～ 5 cm。尤其存在多年的前庭大腺囊肿，近期持续增大患者，应警惕前庭大腺癌可能。

4.3.2 诊断

确诊主要依据肿瘤的组织病理学和前庭大腺的特有解剖部位，可借助某些分子标志物［如癌胚抗原（CEA）、酸性和中性黏蛋白、过碘酸雪夫染色（PAS）和 p53 等］免疫组化染色进一步鉴别诊断或排除转移性癌。治疗前应做腹盆腔 CT 或 MRI 检查，了解肿瘤与周围器官（直肠、阴道等）的关系、有无盆腹腔及腹股沟淋巴结转移。

4.3.3 治疗

外阴前庭大腺癌临床少见，目前治疗方案尚未统一，推荐行根治性外阴切除及双侧腹股沟淋巴结切除术。文献报道有 30% ～ 40% 的外阴前庭大腺癌初治患者发生腹股沟淋巴结转移，其中鳞癌腹股沟淋巴结转移较腺癌更常见，但两者间无显著性差异。前庭大腺位置深，少数患者可直接转移到盆腔淋巴结。

4.4 外阴前庭大腺的腺样囊性癌

4.4.1 临床特征

腺样囊性癌最常见的发生部位是大小唾液腺、泪腺、鼻咽、乳腺、皮肤和宫颈。外阴前庭大腺的腺样囊性癌（adenoid cystic carcinoma of Bartholin's gland）很少见，占所有前庭大腺恶性肿瘤的 5% ～ 15%，占前庭大腺癌的 1/3。肿瘤生长缓慢，病程长。主要呈局部浸润，常沿神经周围和淋巴管浸润，腹股沟淋巴结转移少见，仅 10% 的患者有转移。

4.4.2 治疗和预后

外阴前庭大腺的腺样囊性癌的研究多为小样本回顾性研究，目前尚无最佳治疗方案。文献报道的手术范围多样，从局部切除到根治性外阴切除，伴（或）不伴部分到完全的区域淋巴结切除，取决于局部肿瘤的范围和腹股沟淋巴结转移的风险。肿瘤局限者建议行肿瘤局部扩大切除，有淋巴结转移的高危患者同时行同侧腹股沟淋巴结切除。腺样囊性癌术后易局部复发，复发率高达 50%，且与手术切缘状态无关。还可通过血管内的远期播散导致肺、肝、脑等器官的远处转移。术后辅助放疗或化疗的疗效尚不确定。

4.5 外阴佩吉特病（vulvar Paget's disease）

外阴佩吉特病是一种少见的外阴上皮肿瘤性病变，多发生于绝经后老年女性，以外阴孤立、环形、湿疹样红色斑片为特征，手术切除是主要治疗方法。

4.5.1 发生率

占外阴肿瘤的 1% ～ 2%。其特征性的肿瘤细胞 – 佩吉特（Paget's）细胞源于皮肤胚胎生发层的多潜能基底细胞。

4.5.2 临床特征

本病病程长，发展缓慢，可经久不愈。通常发生在 53 ～ 75 岁的绝经后妇女，中位年龄为 64 ～ 70 岁。最常见的症状为持续性外阴瘙痒，文献报道最长持续时间可达 16 年，中位时间为 2 年。其次是外阴疼痛或灼痛，少数患者表现为排尿困难和阴道排液。外阴病变呈湿疹样的红色斑片，边界清晰，表面有渗出结痂或角化脱屑，多发生于大小阴唇和会阴，也可累及阴蒂和肛周皮肤。病变范围差异较大，从 2 cm 到累及整个外阴和会阴，甚至累及肛周皮肤。病变范围大者（直径 ≥ 10 cm）常有浸润性佩吉特病或合并外阴腺癌。绝大多数外阴佩吉特病为表皮内癌，但 10% 的患者可能有浸润，还有 4% ～ 8% 的患者（同时或先后）合并外阴和全身其他部位的腺癌，包括：外阴汗腺癌、皮肤基底细胞癌、乳腺癌、甲状腺癌、胰腺癌、肺癌、胃癌、子宫内膜腺癌等。既往文献报道，20% ～ 30% 的患者合并腺癌，可能将浸润性佩吉特病与伴有腺癌患者综合在一起。浸润性佩吉特病与合并外阴腺癌的患者可发生腹股沟淋巴结转移。

4.5.3 诊断

该病确诊需组织活检病理学证实。外阴佩吉特病可分为：①上皮内（或原位）的佩吉特病。②浸润性佩吉特病。③伴随外阴腺癌的佩吉特病。约 20% 的外阴佩吉特病患者合并（或）伴随外阴或全身其他部位的恶性肿瘤。因此，当诊断外阴佩吉特病时，还应注意检查其他相关器官，排除其他器官的肿瘤，如行乳腺 X 线片、盆腔超声、妇科检查、宫颈细胞学检查，甚至子宫内膜活检等；若当病变累及肛周时，还应做结肠镜和膀胱镜检查，明确有无潜在的直肠 - 肛门腺癌或尿道癌。

4.5.4 治疗

外阴佩吉特病以手术治疗为主。手术类型多样。根据病灶大小及部位，可以选择外阴切除术、外阴扩大切除术、改良广泛外阴切除术和广泛外阴切除术。由于真皮层潜在的组织学改变常超过临床可见病变的范围，一般需行浅表性的外阴皮肤切除，故手术切口距病灶边缘应有一定的距离，切缘距病灶至少 2 cm，并切除浅层的皮下脂肪，确保病灶切净，减少局部复发。必要时，术中冰冻病理明确切缘情况，若切缘阳性，则应再切除 1 cm 的切缘组织；若当临床术前怀疑有皮下浸润或合并浸润性腺癌时，术中还应送冰冻病理检查，证实后应按外阴浸润癌处理，行外阴根治性切除及腹股沟淋巴结清扫。此外，对有严重合并症或晚期广泛转移不能耐受手术，或术后复发的患者，可行放疗、激光消融治疗、光动力学治疗和化疗，可选用丝裂霉素、VP-16、顺铂、5-FU 等，因治疗的病例数太少，尚无疗效评价报道。近年文献报道了 5% 咪喹莫特治疗外阴佩吉特病（上皮内的）的有效率高达 70%～80%，对初治和复发的患者均有效，且对 5% 咪喹莫特初治后复发的患者再次治疗仍有效。

5 随访

遵循妇科恶性肿瘤治疗后随访原则。外阴癌类型多，应个体化制定随访方案。第 1 年，每 1～3 个月 1 次；第 2、第 3 年，每 3～6 个月 1 次；3 年后，每年 1 次。随访包括局部涂片，必要时行活检病理检查，以及肿瘤标志物和影像学检查。

参考文献

[1] 白萍，孙建衡.外阴癌两种手术方式的比较 [J].中华妇产科杂志，1994 (29):542-544.

[2] 王淑珍，孙建衡.外阴癌临床治疗 309 例报告 [J].中华肿瘤杂志 2000，22 (3)：170-173.

[3] 丁亚琴.外阴癌 [M]// 孙建衡.妇科恶性肿瘤的放射治疗学.北京：中国协和医科大学出版社，2002:71-87.

[4] 张志毅，臧荣余.外阴癌 [M]// 张志毅，章文华.现代妇科肿瘤外科学.北京：科学出版社，2003:8-44.

[5] 孔为民.女性生殖系统恶性黑色素瘤 [M].// 孙建衡.妇科恶性肿瘤继续教育教程.北京：中国协和医科大学出版社，2007:365-366.

[6] 郭军.恶性黑色素瘤治疗的新进展 [J].临床肿瘤学杂志，2007 (12)：881-884.

[7] 李斌，吴令英，刘琳，等.前哨淋巴结活检术应用于外阴癌的初步研究 [J].中华妇产科杂志，2009, 44(5):364-368.

[8] 涂画，黄鹤，刘继红，等.基于前哨淋巴结活检术的早期外阴癌个体化治疗研究 [J].中华妇产科杂志，2015, 50 (8):596-602.

[9] 林仲秋，谢玲玲，林荣春.《FIGO 2015 妇癌报告》外阴癌诊治指南解读 [J].中国实用妇科与产科杂志，2016, 32 (1):47-53.

[10] NCCN. 2017 NCCN Clinical Practice guideline: colon cancer[EB/OL]. http://www. nccn. org/professionals/physician_gls/default_aspx.

[11] Perez C A, Grigsby P W, Chao K C, et al. Irradiation in carcinoma of the vulva:

factors affecting outcome[J]. Int J Radiation Oncology Biol Phys, 1998, 42(2pp):335-344.

[12] Magrina J F ,Gonzalez- Bosquet J ,Weaver A L ,et al. Primary squamous cell cancer of the vulva : radical versus modified radical vulvar surgery[J]. Gynecol Oncol, 1998 (71): 116-121.

[13] Montana G S, F.A.C.R, Thomas G M, et al. Preoperative chemo-radiation for carcinoma of the vulva with N2/N3 nodes: A Gynecologic Oncology Group Study[J]. Int J Radiation Oncology Biol Phys, 2000,48(4): 1007-1013.

[14] Han S C, Kim D H, Higgins S A, et al. Chemoradiation as primary or adjuvant treatment for locally advanced carcinoma of the vulva[J]. Int J Radiation Oncology Biol Phys, 2000,47 (5):1235-1244.

[15] Rodolakis A ,Diakomanolis E ,Voulgaris Z, et al. Squamous vulvar cancer :A clinically based individualization of treatment[J]. Gynecol Oncol, 2000 (78):346-351.

[16] Cardosi R J, Speights A, Fiorica J V, et al. Bartholin's gland carcinoma: A 15-years experience[J]. Gynecol Oncol, 2001 (82):247-251.

[17] Tabes S,Cardosi R, Hoffman M, et al. Paget's disease of the vulva[J]. Am J Obstet Gynecol, 2002,187(2):281-284.

[18] Nasu K, Kawano Y, Takai Y, et al. Adenoid cystic carcinoma of Bartholin's gland[J]. Gynecol Obstet Invest, 2005 (59):54-58.

[19] Maclean AB. Vulva cancer: prevention and screening[J]. Best practice and clinical Obstetrics and Gynecology, 2006 (20):379-395.

[20] Robison K, Steinhoff M M, Granai C O, et al.Inguinal sentinel node dissection versus standard inguinal node dissection in patients with vulvar cancer: A

comparison of the size of metastasis detected in inguinal lymph nodes[J]. Gynecologic Oncology, 2006 (101):24-27.

[21] Woida F M, Ribeiro_silva A. Adenoid cystic carcinoma of Bartholin's gland (An overview)[J]. Arch Pathol Lab Med, 2007 (131):796-798.

[22] Moore R G, Robison K, Browm A K, et al. Isolated sentinel lymph node dissection with conservative management in patient with squamous cell carcinoma of the vulva: a prospective trial[J]. Gynecol Oncol, 2008 (109):65-70.

[23] Bakalianou K, Salakos N, Iavazzo C,et al. Paget's disease of the vulva. A ten-year experience[J]. Eur J Gynaec Oncol, 2008,29 (4):368-370.

[24] Xu H, Wang D, Wang Y, et al. Endoscopic inguinal lymphadenectomy with a novel abdominal approach to vulvar cancer: description of technique and surgical outcome[J]. J Minim Invasive Gynecol, 2011,18 (5): 644-650.

[25] Wang H, Li L, Yao D, et al. Preliminary experience of performing a video endoscopic inguinal lymphadenectomy using a hypogastric subcutaneous approach in patients with vulvar cancer[J]. Oncol Lett ,2015,9 (2): 752-756.

[26] Li J, Cai Y, Yang H, et al. Validation of the new FIGO staging system(2009) for vulvar cancer in the Chinese population[J]. Gynecologic Oncology, 2015 (137): 274-279.

[27] Hacker N F, Eifel P J, van der Velden J. FIGO Cancer Report 2015: Cancer of the vulva[J].International Journal of Gynecology and Obstetrics, 2015 (131): 576-583.

[28] Alkatout I, Schubert M, Garbrecht N, et al. Vulvar cancer: epidemiology, clinical presentation, and management options[J]. International Journal of Women's Health, 2015 (7): 305–313.

[29] Te Grootenhuis N C, van der Zee A G J, van Doorn H C, et al. Sentinel nodes

in vulvar cancer: Long-term follow-up of the GROningen INternational Study on Sentinel nodes in Vulvar cancer (GROINSS-V) I[J]. Gynecologic Oncology, 2016, 140: 8–14.

[30] Wu Q, Gong Z, Zhao Y, et al. Video Endoscopic Inguinal Lymphadenectomy via 3-Incision Lateral Approach for Vulvar Cancers:Our Preliminary Outcome of 37 Cases[J]. Int J Gynecol Cancer,2016,26(9):1706-1711.

第 7 章

阴道恶性肿瘤诊断与治疗指南

Guideline for diagnosis and treatment of vaginal malignant tumors

　　阴道恶性肿瘤可分为原发性和继发性。原发性阴道恶性肿瘤是少见的妇科恶性肿瘤，约占妇科恶性肿瘤患者的 2%。而继发性阴道恶性肿瘤则多由邻近器官的恶性肿瘤通过直接蔓延或经血行及淋巴道转移而来。

　　从组织病理学上看，85% ～ 95% 的原发性阴道恶性肿瘤为鳞癌，其次为腺癌，阴道黑色素瘤及肉瘤等更为少见。其中鳞癌和黑色素瘤多见于老年或绝经后妇女，腺癌好发于青春期，而内胚窦瘤和葡萄状肉瘤则好发于婴幼儿。发病确切原因不明，可能与下列因素有关：人乳头瘤病毒（HPV）感染、长期刺激和损伤、免疫抑制治疗、吸烟、宫颈放射治疗史等。

1 诊断

1.1 临床表现及检查

1.1.1 主要临床表现

临床症状早期可呈阴道分泌物增多或不规则流血，接触性出血。晚期症状与宫颈癌相似。晚期可累及阴道旁，肿瘤侵犯附近器官如神经或骨质、尿道或膀胱和直肠，出现下腹部、腰骶部疼痛、排尿痛、血尿、肛门坠胀、排便困难、排便时疼痛等，以及腹股沟、锁骨上淋巴结肿大和远处器官转移。

1.1.2 全身检查

主要了解重要器官的功能，有无合并症、浅表淋巴结，特别是腹股沟淋巴结有无转移。

1.1.3 妇科检查

可以扪及阴道壁有结节，呈菜花状、溃疡型或局部硬节，也可以是阴道白斑或息肉状病变。

1.2 主要鉴别诊断

确诊原发性阴道癌需排除宫颈癌和泌尿系统肿瘤。未排除宫颈癌时，不能诊断阴道恶性肿瘤。

1.3 病理学诊断

可以直视下行病理活检，也可以借助阴道镜定位活检。主要病理分类有鳞状细胞癌、腺癌、阴道恶性黑色素瘤及肉瘤等。

1.4 主要的辅助检查

1.4.1 阴道镜下阴道和宫颈细胞学检查

阴道细胞学检查阳性率为 10% ～ 40%。同时可以做宫颈细胞学检查以排除宫颈原发病变的可能。

1.4.2 内镜检查

凡期别较晚者，均需行尿道—膀胱镜、直肠—乙状结肠镜检查，以排除癌灶侵犯这些器官。

1.4.3 影像学检查

有条件者可在治疗前行相关影像学检查，包括超声、CT、MRI、静脉肾盂造影、PET-CT 和 X 线胸片检查，以便了解有关部位的淋巴结和器官情况，特别是全身 PET-CT 检查可以评估转移情况，盆腔 MRI 增强检查可评估局部病灶范围。

1.4.4 肿瘤标志物

鳞癌可查鳞状细胞癌抗原（SCCA）。若腺癌或保留卵巢者应查CA125、CA19-9、癌胚抗原（CEA）、甲胎蛋白（AFP）和神经特异性烯醇化酶（NSE）等。

1.4.5 血清学检查

梅毒血清学试验。

1.4.6 HPV-DNA 检测

阴道癌与高危型 HPV 感染相关。

2 分期

阴道癌国际妇产科联盟（FIGO）分期见表 7-1。

表 7-1　阴道癌 FIGO 分期（FIGO，2012）

分期	临床特征
I	肿瘤局限于阴道壁
II	肿瘤侵及阴道旁组织，但未达骨盆壁
III	肿瘤扩展至骨盆壁
IV	肿瘤范围超出真骨盆腔，或侵犯膀胱黏膜和（或）直肠黏膜，但黏膜沟状水肿不列入此期
IV A 期	肿瘤侵犯膀胱和（或）直肠黏膜，和（或）直接蔓延超出真骨盆
IV B 期	远处器官转移

3 治疗

3.1 治疗原则

应遵循个体化原则，依据患者的年龄、疾病分期、病灶部位确定治疗方案，采用放射治疗或手术治疗。由于发病率低，患者应集中于有经验的肿瘤中心进行治疗，总体上阴道上段癌可参照宫颈癌的治疗，阴道下段癌可参考外阴癌的治疗。

3.2 阴道上皮内瘤变（VaIN）的治疗

VaIN 的治疗应综合考虑病灶情况（范围、部位、级别、数量）和患者情况（年龄、生育要求等）。

3.3 VaIN I 期的治疗

可以观察，不治疗，部分病变可自行退变，VaIN I期患者经过阴道镜检查及活检（排除隐蔽的高级病变）后，可密切随访 1 年，必要时再治疗。

3.4 VaIN II～III期

应给予及时、合理的治疗，以降低发展为浸润癌的风险。可分为非手术治疗和手术治疗。

3.4.1 非手术治疗

①年轻并希望保留生育功能患者：局部药物治疗如 5-FU 软膏适用于病灶直径 > 1.5 cm 和多中心病灶。每日涂抹 1 次，5 d 为 1 个疗程，可连用 6 个疗程。用药后在阴道和外阴皮肤涂抹凡士林软膏或锌氧软膏，有效率为 85% 左右。

②物理治疗：CO_2 激光治疗有效，尤其适用于病灶小（直径 < 1.5 cm），阴道顶端病灶以及阴道穹窿广泛的病灶。

③年老、病变范围广泛或其他治疗方法无效时，可采用后装腔内放射治疗，但腔内放疗可引起阴道纤维化、缩窄和卵巢早衰等。

3.4.2 手术治疗

包括阴道病灶切除术、阴道顶端切除术或全阴道切除术。主要用于年老或无性生活者、VaIN III 期或因宫颈上皮内瘤变（CIN）III 或宫颈癌切除子宫后的阴道残端 VaIN 患者。

3.5 阴道浸润癌的治疗

3.5.1 放射治疗

放射治疗适用于 I～IV 期病例，是大多数阴道癌患者首选的治疗方法。

①放射治疗包括腔内及体外照射两部分。

②体外照射：主要针对肿瘤、肿瘤周围浸润区及淋巴引流区。可以先行盆腔外照射，然后行腔内或组织内插植放疗。如果累及阴道下 1/3 段，应将腹股沟淋巴结也包括在照射范围内。

③腔内治疗：主要针对阴道原发病灶及临近浸润区，腔内治疗根据具体情况可以选择不同的阴道施源器，或者采用组织间插植治疗，以达到控制肿瘤，保护危及器官的目的，建议使用三维后装技术。

3.5.2 各期放疗原则

① I 期阴道癌：单用腔内照射，放疗剂量阴道黏膜达 60 Gy。

② II 期阴道癌：应用体外 + 腔内照射，外照射剂量为 45 ～ 50 Gy，阴道下 1/3 病灶需照射两侧腹股沟和股三角区。常规照射 20 ～ 30 Gy 时需屏蔽直肠和膀胱，同时加用阴道腔内照射。若用调强放射技术时用 40 Gy 后再加用阴道腔内照射。

③ III 期阴道癌：与 III 期宫颈癌放疗相似，外照剂量可适当增加，局部淋巴结区域可以采用调强放疗技术加量至 60 Gy。

④ IV 期：应采取个体化治疗，大多数患者采用姑息性治疗。IV A 期患者可选择根治性放化疗。IV B 期患者首选化疗，但是对于

寡转移灶患者，仍然可能有治愈机会，可积极给予根治性目的的放疗，而治疗靶区因病灶范围而定。

3.5.3 手术治疗

①病灶累及阴道后壁上段的I期患者：可行广泛全子宫和阴道上段切除，切缘至少距病变 1 cm，并行盆腔淋巴结切除。

②阴道下段的I期患者：可行阴道及外阴切除和腹股沟淋巴结清扫术，必要时切除部分尿道和外阴并同时做成形术。

③病变中段或较广且浸润深的病变：需行全子宫、全阴道切除及腹股沟和盆腔淋巴结清扫术。

④Ⅳ A 期患者：若合并直肠阴道瘘或膀胱阴道瘘时行盆腔器官廓清术，但手术复杂，并发症风险较高。

3.5.4 化疗

常用于与放疗的同步化疗。辅助化疗的作用有待评价。静脉化疗考虑给予 3 ～ 4 个疗程，其化疗方案同宫颈癌或外阴癌类似，并多用于肿瘤复发或转移患者的补救治疗。主要的化疗方案：

（1）同期放化疗：顺铂单药 30 ～ 40 mg/m^2+0.9% NaCl 500 mL，iv, 60 min；周疗，共 3 ～ 4 个疗程。或顺铂 50 mg/m^2+0.9% NaCl

500 mL，iv，60 min；5-Fu 4 000 mg/m²+0.9% NaCl 500 mL，iv，96 min。放疗期间共用2个疗程，先用顺铂，后用5-Fu，使用微量泵给药持续静脉点滴维持。或顺铂 70 mg/m²+0.9% NaCl 500 mL，iv，60 min；紫杉醇 135 mg/m²+0.9% NaCl 500 mL，iv；其中紫杉醇 30 mg/m²+0.9% NaCl 100 mL，iv，30 min；紫杉醇余量 + 0.9% NaCl 500 mL，iv，2.5 h。为4周疗，在整个放疗过程中可以用2次。

（2）系统化疗：单药可用方案有，顺铂 50 mg/m²+0.9% NaCl 500 mL，iv，3周疗；或卡铂 AUG 5+5% GS 500 mL，iv，4周疗。或贝伐单抗单 15 mg/m²+0.9% NaCl 100 mL，iv，30 ～ 90 min，3周疗。或帕姆单抗 2 mg/kg 或总量 200 mg，iv，30 min，3周疗。特别适用于 PD-L1 阳性者和微卫星高度不稳定（MSI-H）或错配修复基因缺失（dMMR）的难治者。联合方案有：顺铂 50 mg/m²+0.9% NaCl 500 mL，iv，60 min；紫杉醇 135 mg/m²+0.9% NaCl 500 mL，iv；其中紫杉醇 30 mg/m²+0.9% NaCl 100 mL，iv，30 min；紫杉醇余量 +0.9% NaCl 500 mL，iv，2.5 h，3周疗。或卡铂 AUG 5+5% GS 500 mL，iv，1 h；紫杉醇 175 mg/m²，iv；其中紫杉醇 30 mg/m²+0.9% NaCl 100 mL，iv，30 min；紫杉醇余量 +0.9% NaCl 500 mL，iv，2.5 h，3周疗。或吉西他滨 800 mg/m²+ 0.9% NaCl 100 mL，iv，第1天；顺铂 30 mg/m²+0.9% NaCl 500 mL，iv，第1天；吉西他滨 800 mg/m²+0.9% NaCl 100 mL，iv，第8天。

4 特殊病理类型的阴道恶性肿瘤

4.1 阴道恶性黑色素瘤

阴道恶性黑色素瘤是一种高度恶性的肿瘤，极少见。肿瘤生长快，容易血行扩散，早期远处转移，好发生老年妇女，5 年生存率仅为 5% ～ 20%。主要治疗方案包括：

①病理确诊后应立即根据肿瘤浸润深度及生长扩散范围选择适当手术方式，早期低危患者可选用局部病灶扩大切除（切缘距肿瘤＞2 cm），晚期或高危组则应选用广泛性外阴切除及腹股沟淋巴结切除至盆腔廓清术。

②免疫治疗：为首选的术后辅助治疗。可选用 α - 干扰素，白介素 -2（IL-2）等。

③化疗：一般用于晚期患者的姑息治疗或综合治疗。

④参加临床试验，参照全身恶性黑色素瘤。

4.2 胚胎性横纹肌肉瘤

阴道横纹肌肉瘤在儿童的任何年龄均可发生，大多数发生在 2

岁以内。肿瘤呈息肉状物可充满阴道或突出阴道口外，肿瘤以局部浸润为主，主要症状是阴道分泌物多及出血，转移多以区域淋巴结为主。取组织活检可以很快明确诊断。有时需要在麻醉下行阴道检查而明确诊断。分期可参考美国横纹肌肉瘤研究协作组或欧洲儿童肿瘤协会。主要治疗方案包括：

①手术以保留器官生理功能病灶切除或局部病灶切除。

②手术后辅助治疗以联合化疗为主。化疗方案有 VA（Vincristine+actinmycin D），IVA(Ifosfamide Vincristine +actinmycin D)，CEV(Carboplatin epirubicin vincristine)，IVE(Ifosfamide epirubicin vincristine)，VCE (Vincristine Carboplatin teniposide)。治疗后患者的存活率较高，在 90% 以上。故建议对儿童阴道横纹肌肉瘤应积极治疗，保留生理生育功能。只对未控及复发病例考虑放疗，建议放疗前咨询生育医师，评估卵巢保护的先行方案。

5 预后与随访

5.1 阴道癌预后

预后与分期、病理类型、组织分级、病灶部位和治疗方法相关。

阴道癌I～IV期患者 5 年生存率分别为 73%、48%、28%、11%。

5.2 随访

第 1 年，每 1～3 个月 1 次；第 2、第 3 年，每 3～6 个月 1 次；3 年后，每年 1 次。

随访时行阴道细胞学涂片检查，必要时行阴道镜检查和必要的影像学检查。

参考文献

[1] National Comprehensive Cancer Network. NCCN Clinical Practice Guidelines in Oncology: Uterine Neoplasms, [EB/OL].http://www. ascopost. com/issues/maj-25-2017/nccn-clinical-practice-guidelines-in-oncology-nccn-guidelines-2017-guidelines/.[2017-05-25].

[2] Kurman R J, Carcangiu M L, Herrington S, et al. WHO Classification of Tumours of Female Reproductive Organs. IARC: Lyon 2014.

[3] Berek J S. Berek & Novak's Gynecology[M]. 15th ed. Philadelphia: Lippincott Williams & Wilkins, 2012.

[4] 沈铿，马丁. 妇产科学 [M]. 3 版. 北京：人民卫生出版社，2015.

[5] Blecharz P. Reinfuss M. Jakubowicz J, et al. Prognostic factors in patient with primary invasive vaginal carcinoma[J]. Ginekol Pol, 2012, 83(12):904-909.

[6] Rajagopalan M S, Xu K M, Lin J F, et al. Adoption and impact of concurrent chemoradiation therapy for vaginal cancer:a National Cancer Data Bass (NCDB) study[J]. Gynecol Oncol, 2014,135(3):495-502.